다이어트가 세상에서
제일 쉬웠어요

다이어트가 세상에서 제일 쉬웠어요

이창현 지음

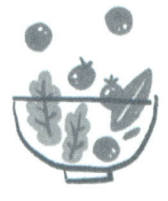

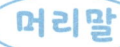

다이어트가 제일 쉬웠어요!

"다이어트가 제일 쉬웠어요…?" 진심이다.

내가 이 말을 할 줄은 몰랐다. 난 세상에서 다이어트가 제일 싫었다. 평생 50번 넘게 시도했고 모두 실패했다. 난 누구보다 다이어트가 제일 어려웠다. 그러나 지금은 다이어트가 제일 쉽다.

나는 유아 때부터 뚱뚱했고 별명은 늘 돼지였다. 초등학교 때도 돼지였고, 고등학교 때도 돼지였다. 군대에서 잠깐 살을 뺐다. 하지만, 제대 후 다시 돼지로 돌아왔다. 연애 시절 잠시 살이 강제로 빠진 적은 있었다. 그러나 결혼에 골인하고 더 큰 후폭풍이 올 줄 몰랐다. 결혼 후 10kg이 또 늘었다. 40살이 넘어가면서 다이어트를 했지만, 또 실패했다. 이제는 나잇살이라 더 안 빠진다 여겼다.

살이 찌다 보니 몸이 무거워져 아팠던 아킬레스건도 끊어졌다. 수술 후 몸은 더 불었고, 운동은 더 안 하는 저질 몸이 되었다. 체력은 떨어졌고, 없었던 편두통도 생겼다. 뱃살은 점점 더 나왔고, 건강은 더 악화되었다. 아내가 이대로는 안 되겠다며 함께 다이어트를 시작하자고 했다.

'평생 다이어트를 실패했는데, 이번에도 실패하겠지?'

그러나 마음 한 켠엔 위와 같은 생각이 있었다. 살을 빼는 건 평생의 과제처럼 느껴지고, 늘 작심삼일로 끝났기 때문이다. 나에게 다이어트는 진심으로 힘들고 괴로운 일이었다. 이번에는 그냥하지 않고, 몸에 대한 공부부터 시작했다. 살이 찌는 원리부터 공부했고, 방법들을 매일 찾았다. 유행하는 다이어트, 극단적인 다이어트보다는 지속 가능하면서 기본에 충실한 방법으로 시작했다.

나만의 방식을 찾았고, 이를 'BTS 다이어트'라 이름 지었다. 시작 당시 168cm, 88kg이었던 몸무게는 6개월 만에 72kg이 되었다. 지금, 1년이 지났지만 요요도 없이 체중은 67~68kg으로 유지하고 있다. 지금은 내가 먹고 싶은 것을 즐기면서 먹고, 운동하지 못하는 기간이 있어도 살이 전보다 적게 찐다. 찐다하더라도 금방 기존의 체중으로 돌아온다. 무엇보다도 스트레스가 없이 포만감 있게 먹는데 몸은 날씬해지고 더 건강하게 되었다.

이 방법으로 다이어트를 했더니

- 배가 덜 고팠고,
- 야식을 먹고 싶지 않았고,
- 몸이 가벼워졌고,
- 거울 속 내 모습이 좋아졌고,
- 웃을 일이 많아졌고,
- 건강해졌고,
- 행복해졌다.

나는 내 의지가 약해서 다이어트에 매번 실패하는 줄 알았다. 높았던 의지는 언젠가 낮아지고, 원래 습관으로 돌아갔기 때문이다.

하지만 이 BTS 다이어트로 살찌는 원리를 이해하고, 그 뿌리부터 바꾸면 다이어트를 성공할 수 있다. 특별하다는 편법으로 다이어트를 해도, 억지로 참고 버티려고 해도 실패한다. 다이어트는 의지가 약해서 실패하는 게 아니라 살찌는 원리를 모르고 나쁜 습관을 버리지 못해 실패한다. BTS 다이어트로 건강의 본질을 바로 잡으면 요요 없이 살이 빠지고 몸도 더 건강해진다.

지금은 진심으로 말하게 되었다.
"세상에서 가장 어려웠던 다이어트가 제일 쉬워졌어요."

BTS 다이어트를 습관으로 만든다면 당신도 이런 말을 하게 될 날이 올 것이다!
"다이어트가 정말 제일 쉬웠어요."

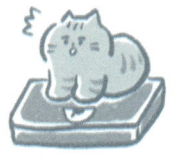

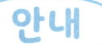

이 책을 읽기 전에
꼭 확인해주세요

1) 최대한 쉬운 언어로 썼습니다.

이 책은 다이어트 입문자를 위한 내용입니다. 최대한 어려운 용어나 전문적인 표현을 쓰지 않으려 노력했습니다. 누구나 쉽게 이해할 수 있도록 구성했습니다.

2) 건강 상태부터 확인합니다.

고혈압, 당뇨, 고지혈증, 통풍 등 기저질환이 있다면 반드시 의사와 상담 후 다이어트를 시작해야 합니다. 잘못된 방식은 오히려 건강을 해칠 수 있습니다.

3) 책은 일반적 가이드입니다.

이 책에 담긴 내용은 일반적인 가이드일 뿐, 모든 사람에게 똑같이 적용되지 않습니다. 자신의 체질과 생활 패턴에 맞게 조절하며 적용해야 합니다.

4) 극단적인 방법은 권하지 않습니다

단기간에 살을 빼는 방법보다, 건강하게 오래 유지할 수 있는 습관을 만드는 데 초점을 맞췄습니다. 무리하거나 급하게 다이어트 하면 안 됩니다.

5) 평소의 용어를 주로 사용합니다.

살 : (체)지방을 주로 지칭

간헐적 단식 : 시간 제한 섭취 같은 의미로 지칭

튀김 : 나쁜 기름에 여러 번 튀긴 음식을 지칭

LDL : 나쁜 콜레스테롤로 지칭
　　　　(세포막 형성, 비타민 D 합성 등 좋은 역할도 함)

HDL : 좋은 콜레스테롤로 지칭 (너무 과할 시 문제가 될 수 있음)

기름 : 식용 가능한 기름을 지칭

GI(Glycemic Index) : 혈당 지수 (높을수록 나쁨)

인바디 : 체성분 분석기를 지칭

요요(현상) : 웨이트 사이클링(Weight Cycling)을 지칭

차례

머리말 • 다이어트가 제일 쉬웠어요! ································· 4
이 책을 읽기 전에 꼭 확인해주세요 ····························· 8

Part 1

다이어트 원리!
꼭 알아야 하는 지식

난 늘 뚱뚱했고, 계속 다이어트를 실패했다 ················ 18
살(체지방)이 찌는 원리 ·· 22
살이 빠지는 원리 ··· 27
다이어트와 건강의 핵심 4가지 호르몬 ························ 31
BTS 다이어트 핵심 5가지! ·· 35

Part 2

BTS 다이어트
5가지 핵심 기둥!

설탕 (정제당) : Bad food stop ··· 44

밀가루 (정제탄수화물) : Bad food stop ··································· 50

술 (알코올) : Bad food stop ·· 52

튀김 (나쁜 기름) : Bad food stop ··· 59

초가공식품 : Bad food stop ·· 63

나트륨 (소금) : Bad food stop ·· 67

담배 : Bad food stop ··· 71

간헐적 단식 : Time-restricted eating ······································· 75

잠 : Sleeping well ·· 85

운동 : Training ·· 90

스트레스 관리 : Stress management ······································· 95

Part 3

작지만 사소한 다이어트 꿀팁 63가지!

1. 체성분(인바디)을 측정하라! ····· 102
2. 눈바디(전신 사진) 찍기 ····· 105
3. 장내 유익균을 높이기 ····· 108
4. 내 입에 맛있는 채소를 찾기! ····· 111
5. 추천 채소 7가지 ····· 114
6. 맛있는 소스와 함께 채소 먹기! ····· 117
7. 단백질 잘 챙겨 먹기! ····· 120
8. 추천 단백질 8가지 ····· 123
9. 그릭요거트 먹기! ····· 126
10. 복합 탄수화물을 잘 먹기 ····· 129
11. 복합탄수화물 추천 5가지 ····· 131
12. 매일 몸무게를 측정하라! ····· 134
13. 다이어트는 3일이 가장 힘들다. ····· 137
14. 가짜 배고픔과 진짜 배고픔을 구분하라! ····· 139
15. 거꾸로 식사법 ····· 142
16. 영양 정보표 꼭 확인하고 먹기! ····· 144
17. 원재료명 확인하고 먹기! ····· 147
18. 16:8 간헐적 단식하기 ····· 149
19. 1일 1식 간헐적 단식 (23:1) ····· 152
20. 간헐적 단식 중 먹어도 되는 음식 ····· 155

21. 컬러푸드를 먹어라! ……………………………………………… 158
22. 물 자주 마시기! ………………………………………………… 160
23. 주위에 다이어트한다고 알리기 ……………………………… 163
24. 함께 다이어트 하기! …………………………………………… 166
25. 앉지 말고 자주 일어나기 ……………………………………… 169
26. 식사는 15분 이상 천천히 하기 ……………………………… 171
27. 핸드폰, TV 등을 보지 않고 먹기 …………………………… 173
28. 나트륨(소금) 줄이는 사소한 방법 …………………………… 175
29. 식사 후 바로 걷기 ……………………………………………… 177
30. 작은 그릇에 담기 ……………………………………………… 179
31. 간식을 끊어라! ………………………………………………… 181
32. 도시락 싸 다니기 ……………………………………………… 183
33. 운동을 꾸준히 하는 5가지 팁! ……………………………… 185
34. 나쁜 기름을 피해라! …………………………………………… 188
35. 살 빠지는 좋은 기름 먹기! …………………………………… 190
36. 일찍 자면 다이어트가 쉬워진다 ……………………………… 192
37. 술을 마실 때는 좋은 안주 먹기 ……………………………… 194
38. 커피는 12시 전까지! …………………………………………… 197
39. 유산균을 챙겨 먹기! …………………………………………… 200
40. PT(Personal training) 운동하기 …………………………… 202

41. 단백질 쉐이크를 이용하기 ··················· 205

42. 직화보다 삶아 먹기 ··················· 207

43. 과일도 너무 많이 먹지 않기 ··················· 210

44. 존투 운동하기 ··················· 212

45. 성취 목표가 아닌 작은 행동 목표 세우기 ··················· 215

46. 밥 vs 면 vs 빵 ··················· 218

47. 대체면을 활용하기 ··················· 220

48. 연속 혈당 측정기 활용하기 ··················· 222

49. 칼로리 계산은 이제 그만 ··················· 225

50. 다이어트가 어려운 사람 ··················· 227

51. 평균 7~8시간 잘 자기 ··················· 229

52. 잘 자는 7가지 방법 ··················· 232

53. 감정을 다스리기 ··················· 235

54. 감정 및 스트레스 조절하는 6가지 방법 ··················· 238

55. 대체 감미료 ··················· 241

56. 치팅 데이 ··················· 243

57. 이벤트를 조심하라! ··················· 245

58. 작지만 강력한 에너지 소모(NEAT) ··················· 248

59. NEAT 20가지 ··················· 251

60. 맨몸 운동 5가지 ··················· 254

61. 애플사이다비니거 이용하기 ······ 256
62. 다이어트 멘탈 관리법 ······ 258
63. 특별한 방법으로 다이어트 하지 말기 ······ 261

Part 4 — BTS 다이어트 4주 플랜

BTS 다이어트 0주차 ······ 266
BTS 다이어트 1주차 ······ 269
BTS 다이어트 2주차 ······ 272
BTS 다이어트 3주차 ······ 275
BTS 다이어트 4주차 ······ 277
BTS 다이어트 유지기 ······ 279
BTS 다이어트 플래너 ······ 281

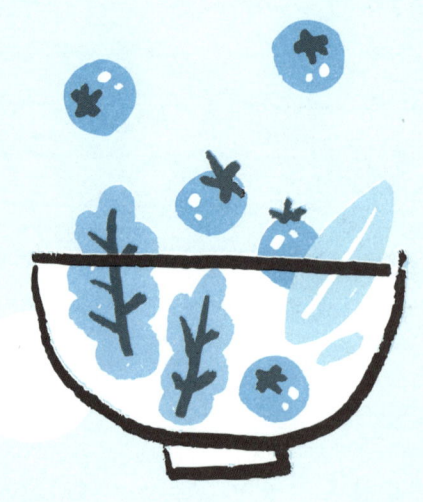

Part 1

다이어트 원리!
꼭 알아야 하는 지식

나는 이 원리를 알고
'다이어트는 의지의 문제가 아닌, 원리의 문제'
였다는 것을 깨달았다.

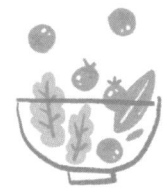

난 늘 뚱뚱했고, 계속 다이어트를 실패했다.

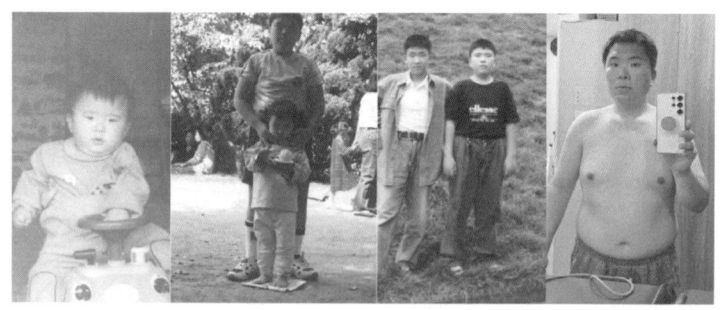

나는 영유아기 때부터 뚱뚱했다. 내 사진엔 한 번도 날씬했던 적이 없다. 10대엔 '키로 가겠지' 했지만, 늘 옆으로만 컸다. 수능 끝나고 '대학교 가면 살 빼야지' 생각했다.

20대가 되어 '아버지처럼 술 안 마시며 살겠다'며 다짐했다. 그러나 나도 술을 마시기 시작했고 만취한 날이 많았다. 거울 속 술에 취한 나는 뚱뚱한 아버지의 모습이었다. 아버지는 뚱뚱하지도 않았는데, 나는 뚱뚱하기까지 했다. '난 물만 먹어도 살찐다'며 자기합리화했다. 외모 때문에 29살까지 모태솔로였다. 연애하고 싶어 다이어트에 매번 도전했다. 살이 조금은 빠졌지만, 계속 요요로 원래대로 돌아가거나 더 뚱뚱해졌다.

30대 초반 본의 아니게 연애 실패의 시련으로 살이 잠깐 빠졌다. 연애 실패로 술과 먹는 것을 낙으로 삼았고 다시 살이 쪘다. 33살에 만난 아내는 내 뱃살이 귀엽다고 해줬다. 결혼하고 아내와 함께 저녁마다 맛있는 걸 먹으며 행복했다. 문제는 몸무게는 더더욱 올라가기만 했다는 것이다. 결혼 후 10kg 더 늘었고, 최고기록을 경신했다. (아내도 +7kg)

41살, 10대 때 다친 아킬레스건이 파열되었다. 입원 1달, 깁스 2달. 왼쪽 다리의 근육은 다 빠져버렸다. 재활 3개월을 하면서 겨우 다시 걸을 수 있게 되었다. 다시 아킬레스건이 끊길까 두려웠고 운동은 더 하지 않았다. 42살 2월 무렵 168cm에 88kg. 다시 최고 몸무게를 경신했다. 체력은 바닥이고, 편두통은 심해졌고, 건강은 최악이었다. 나는 '나잇 살'과 '아킬레스 파열' 때문에 어쩔 수 없다며 또 자기합리화했다.

42살 5월, 아내가 말했다. "같이 한 달만 해보자. 이러다 죽을지도 몰라." PT 등록, 도시락, 다이어트 책과 영상까지 준비해줬다. 독서를 좋아했었기에 다이어트 책들을 읽으며 깨달았다. 한 달 동안 공부하면서 책에 있는 내용을 조금씩 적용했더니 -3kg 을 감량할 수 있었다.

- '살찌는 체질'이 아니라 '인슐린 저항성'이 문제였다.
- 다이어트는 덜 먹고 많이 움직이는 것이 아니었다.
- 배고픔을 견디는 것이 아니라 좋은 음식을 충분히 잘 먹어야 한다.
- 다이어트는 인슐린에 둔감한 몸을 다시 민감한 몸으로 만드는 것이다.
- 다이어트는 '무엇'을 먹느냐와 '언제' 먹느냐가 중요하다.

6월부터 85kg으로 본격적인 BTS 다이어트에 돌입했다. 고백하자면 나도 처음엔 채소도 맛없었고, 운동은 괴로웠다. 나쁜 음식을 끊었다. 첫 3일은 정말 힘들었다. 시작 1주일은 이를 악물고 버텼다.

2주차부터는 몸이 가벼워졌다. 터질 것 같은 옷이 편해지기 시작했다. 이 때부터 다이어트가 약간 편해졌다. 3주부터는 식단조절이 적응되어서 편하게 할 수 있었다. 한 달 뒤, 80kg가 되었다.

본격적으로 다이어트하고 첫달 5kg 감량, 두 달만에 총 8kg 감량을 할 수 있었다. 체중이 줄어드는 것까지 느끼면서,

다이어트에 성취감을 느꼈고 재미있었다.

다음 달에는 유지기로 들어갔다. 이전처럼 먹으면 음식이 짜고 느끼하고 자극적이었다. 입맛이 바뀐 것이다. 유지기에도 간헐적 단식 16:8 주 3회, 1시간 이상 운동을 주 3회 꾸준히 했다. 나쁜 음식은 주 1회 정도 즐기듯이 먹었다. 유지기임에도 살이 빠졌다.

3달: 78.3kg / 4달: 76.8kg / 5달: 75.4kg / 6달: 73.8kg / 7~12달: 70~72kg으로 진짜 유지기를 보냈다. 14개월 지난 지금은 67~68kg으로 정상 체중에 도달했다.

지금은 먹고 싶은 걸 배부르게 먹으면서도 요요 없이 체중을 유지한다. 강의 무대에 서는 것도 더 자신감 있게 바뀌었다. 지방간 수치도 정상으로 돌아왔고 먹던 지방간 약도 끊었다. 지금은 20대보다 더 활력 있는 몸이 되었다.

이제 나는 자신 있게 말할 수 있다.

"다이어트는 버티는 게 아니라 즐기는 것"
"다이어트는 의지가 아니라 원리로 하는 것"
"다이어트는 배고픔과 싸우는 게 아니라,
 좋은 음식으로 잘 먹는 것"
"다이어트는 몸만 좋아지는 것이 아닌,
 정신과 삶이 좋아지는 것"
"다이어트는 어려운 게 아니라, 익히면 정말 쉬운 것"

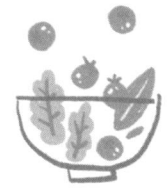

살(체지방)이 찌는 원리

살(체지방)이 찌는 원리를 반드시 알아야 한다. 찌는 원리를 알아야 빠지는 원리도 알 수 있다. 원리를 알면 요요도 방지할 수도 있다. 나는 원리를 알고 '다이어트는 의지의 문제가 아닌, 원리의 문제'였다는 것을 깨달았다. 살이 찌는 순서를 5단계로 요약한다.

1단계 : 음식을 섭취
사람은 음식을 먹는다. 밥이나 빵, 떡, 과일, 면, 채소, 견과류 같은 대부분의 음식 안에 탄수화물이 있다. 탄수화물은 소화 과정을 거쳐 '포도당'으로 분해되고, 혈액으로 흡수된다.

2단계 : 혈당이 높아짐

혈액 속 포도당이 많아지면 혈당(혈액 속 포도당의 농도)이 높아진다. 혈당 수치가 높아지면 췌장에서 '인슐린'이라는 호르몬을 분비한다.

(★인슐린은 다이어트에 핵심 역할을 하는 호르몬★)

3단계 : 인슐린 분비로 에너지로 바뀜

분비된 인슐린은 세포에게 포도당을 에너지로 써라는 신호를 보낸다. 세포에 인슐린 수용체가 이 신호를 받아 세포 문을 열어 포도당을 받아들인다. 포도당은 세포 안으로 흡수하여 에너지(ATP)로 쓰인다. 포도당이 에너지로 바뀌면 혈당 수치는 낮아진다.

4단계 : 남은 포도당을 저장

혈액 속에 남은 포도당은 간이나 근육에서 '글리코겐'으로 저장된다. 간과 근육의 저장 창고는 지방에 비해 상대적으로 작다. 간과 근육의 글리코겐 창고는 금방 가득 차게 된다. 비유적으로 포도당은 몸에게 돈과 같다. 지갑(혈액)에 돈(포도당)이 많으면 은행(글리코겐)에 저축하는 것과 같다.

5단계 : 아직 남은 포도당은 체지방으로 저장

인슐린은 글리코겐에 저장하고도 남은 포도당을 지방으로 바꾸라는 신호를 보낸다. 지방세포는 이 포도당을 체지방으로 바꾸어 저장한다. 지방세포는 용량이 넉넉해, 남은 대부분의 포도당을 체지방으로 쌓아둔다. 비유적으로 돈(포도당)을 은행에 예금(글리코겐)하고도 남으면 부동산(체지방)으로 투자한다고 생각하면 쉽다.

많이 먹거나 나쁜 음식으로 혈당이 급하게 높아지는 것(혈당 스파이크)이 계속 반복되면 어떻게 될까?

과잉 섭취(나쁜 음식 섭취) → 혈당 급상승
→ 인슐린 과잉 분비 → 잉여 포도당 저장 → 체지방

과잉 섭취와 혈당 스파이크가 계속 반복되면 세포의 인슐린 수용체는 인슐린의 신호에 둔감해진다. 이를 '인슐린 저항성(insulin resistance)'이라 한다. 인슐린의 신호에 제대로 반응하지 못해 포도당은 혈관에 계속 머무르고, 혈당이 내려가지 않는다. 그러면 췌장에서는 더 많은 인슐린을 분비한다.

예를 들어, 정상적인 몸이라면 혈당 조절에 인슐린 10이 필요하다고 가정해보자. 그런데 인슐린 저항성이 생겨 20을 분비해도, 실제 효과는 절반인 10에 불과하다. 인슐린 저항성이 있으면 더 많은 인슐린이 분비하게 된다.

문제는 인슐린은 지방 합성을 촉진한다는 점이다. 인슐린 저항성이 있으면 더 많은 인슐린이 나와 체지방이 더 잘 쌓이게 된다. 게다가 인슐린 저항성은 당뇨병, 고지혈증, 고혈압, 지방간 같은 대사질환의 원인이 된다. 결국, 인슐린 저항성은 살도 찌게 하고, 건강도 나빠진다.

다이어트의 진짜 목표는 단순한 체중 감량만은 아니다. 인슐린 저항성을 개선해서 살이 잘 안 찌는 건강한 몸으로 바꾸는 것이 핵심이다. 다이어트 성공 열쇠는 '인슐린'이 쥐고 있다.

이 원리를 모를 때 '나는 어쩔 수 없는 살이 찌는 체질'이라 생각했다. 하지만 이 과정을 알고 난 뒤로는 살이 잘 찌는 체질이 곧, '인슐린 저항성이 있는 몸'이라는 것을 알게 되었다.

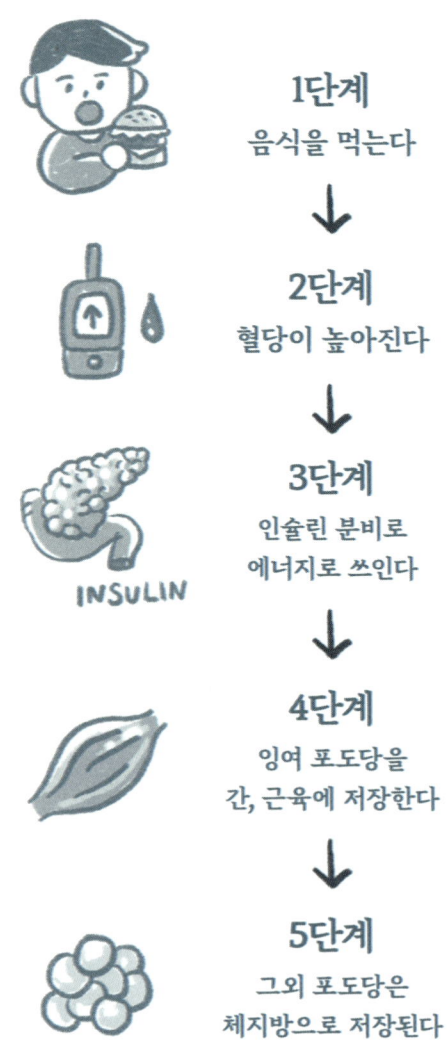

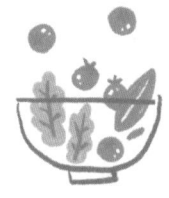

살이 빠지는 원리

살이 찌는 원리를 알았다면 반대로 살이 빠지는 원리도 있다. 살이 찌는 원리와 반대된다. 이 원리를 알게 되면 살이 찌는 것은 "많이 먹어서도 살찌지만 자주 먹어서 더 살찐다."는 말을 이해하게 된다.

1단계 : 일정시간 먹지 않기
식사 후 일정 시간이 지나도록 아무것도 먹지 않으면, 혈당이 천천히 낮아지기 시작한다. 보통 식후 2~3시간이 지나면 혈당이 정상 수준으로 돌아가고, 공복 상태가 유지되면 혈당은 더 안정된 상태로 들어간다.

2단계 : 인슐린 수치 낮아짐

혈당이 안정화 되면 인슐린 수치도 자연스럽게 안정화된다. 인슐린 수치가 높으면 포도당을 저장하는 몸이다. 반대로 인슐린 수치가 안정화 되면 글리코겐이나 체지방을 에너지로 쓰는 모드로 전환된다.

3단계 : 간과 근육의 글리코겐 사용

인슐린 수치가 안정화 되면 간과 근육에 저장해 둔 글리코겐을 분해해 포도당을 만든다. 이로 인해 공복이라도 혈당이 안정적으로 유지된다. 마치, 지갑에 돈(포도당)이 떨어지면 은행(글리코겐)에서 돈을 찾는 것과 같다. 글리코겐은 일정 시간(12~16시간 : 사람마다 차이 있음) 뒤 모두 소진된다.

4단계 : 지방을 에너지로 사용

글리코겐이 모두 소진 되면 저장된 체지방을 에너지로 사용한다. 본격적으로 지방 연소(Fat Oxidation)가 시작된다. 공복 상태가 계속 유지되거나 운동(활동)하면 지방을 더 많이 연소한다. 마치 은행 예금(글리코겐)도 다 썼다면, 이제 부동산(체지방)을 현금화해 쓰는 것과 같다.

5단계 : 음식 섭취

다시 음식을 섭취하면 혈당이 높아진다. 인슐린이 수치가 높아져 지방 연소하는 스위치가 꺼지고, 다시 저장하는 스위치가 켜진다. 지방을 에너지로 사용하던 몸에서 음식으로 들어 온 포도당을 사용하는 몸이 된다.

이 과정을 반복하면 체지방이 에너지로 쓰이며 살이 빠진다. 동시에 인슐린에 둔감했던 몸은 인슐린에 민감하게 서서히 바뀐다. 인슐린 저항성을 극복하면 살이 더 잘 빠지고, 쉽게 살이 찌지 않는 몸으로 변한다. 게다가 대사질환으로 나빠졌던 건강도 점차 회복된다. 다이어트는 살도 빼는 과정인 동시에 건강한 몸을 되찾는 과정이다.

나는 이 원리를 알고, 처음에는 식사 중간에 먹는 간식을 모두 끊었다. 다만, 인슐린을 자극하지 않는 아메리카노(무설탕)나 차와 물을 마셨다. 본격적인 다이어트를 할 때는 간헐적 단식을 통해 지방연소 시간을 늘렸다. 이 과정을 통해 **'인슐린 저항성'을 극복하며 건강한 몸으로 되찾았다.**

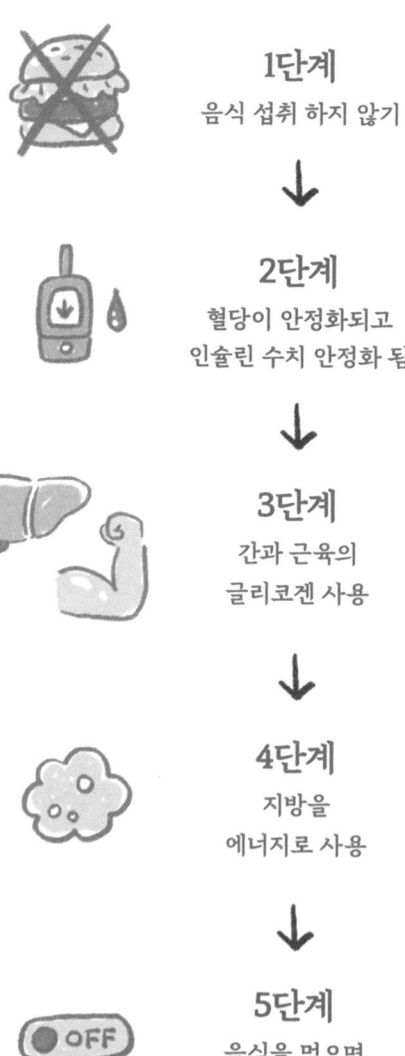

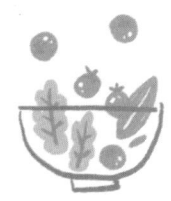

다이어트와 건강의 핵심 4가지 호르몬

몸속 호르몬이 어떻게 작동하느냐에 따라 살이 찌기도 하고 빠지기도 한다. 체중 감량에 실패하는 이유도 호르몬 균형이 무너졌기 때문이다. 다이어트 성공하고 싶다면, 이 4가지 호르몬의 원리를 알아야 한다.

1. 인슐린 (Insulin)
다이어트의 핵심 호르몬이다. 혈당이 올라가면 췌장에

서 인슐린이 분비된다. 인슐린은 세포의 인슐린 수용체에게 신호를 보내 세포가 포도당을 에너지로 쓰이게 한다. 남은 포도당을 글리코겐과 지방으로 저장하라 신호를 보내는 호르몬이다. 혈당 스파이크 만드는 설탕·밀가루처럼 나쁜 음식이 문제다. 과도하게 포도당이 공급되면 인슐린 민감도가 떨어져 세포가 말을 안 듣는다. 이를 **'인슐린 저항성'**이라 한다. 이 상태가 되면 같은 음식을 먹어도 살이 더 찌는 체질이 된다.

체지방 연소의 핵심은 인슐린 수치가 정상화 되고 자극하지 않는 시간(공복)을 만드는 것이다. 공복 시간을 꾸준히 유지하면 인슐린 민감도가 개선되고, 체지방도 줄어든다. 인슐린에 민감하게 반응하는 건강한 몸이 되면 살이 잘 찌지 않는 체질이 된다.

2. 렙틴 (Leptin)

렙틴은 포만감을 주는 호르몬이다. 배가 부르면 지방세포에서 렙틴이 분비되어 뇌에 "그만 먹어도 돼"라는 신호를 준다. 자극적인 음식, 초가공식품, 단 음식, 정제탄수화물 등을 자주 먹으면 렙틴 수용체가 무뎌진다. 이것을 **'렙틴 저항성'**이라 한다. 렙틴 저항성이 있는 사람은 배가 불러도 계속 음식을 찾고 먹고 싶어진다.

다이어트에 성공하려면 렙틴 민감도를 회복시켜야 한다.

자연식을 먹고, 충분히 자고, 과식을 줄이는 것이 렙틴 회복의 시작이다.

3. 그렐린 (Ghrelin)

그렐린은 배고픔 호르몬이라 불린다. 위에서 분비되어 뇌에 신호를 보내 식욕을 자극하고, 배고픔을 느끼게 한다. 식사 후에는 떨어지지만, 수면 부족이나 스트레스가 쌓이면 그렐린이 과도하게 분비되어 식욕 조절이 어려워진다. 그래서 잠이 부족하면 평소보다 더 많이 먹게 되고, 스트레스를 받을 때 음식을 찾게 된다. 특히 단 음식이나 정제 탄수화물은 혈당을 급격히 올리고 곧바로 떨어뜨려, 그렐린을 더 자극하고 허기를 크게 느끼게 한다.

따라서 그렐린의 분비를 안정적으로 관리하는 것이 중요하다. 규칙적인 수면, 스트레스 조절, 일정한 식사 패턴은 그렐린 수치를 조절해 과식을 막아준다. 또 단백질이나 식이섬유가 풍부한 음식을 섭취하면 포만감이 오래 유지돼 그렐린 상승을 늦출 수 있다.

4. 코르티솔 (Cortisol)

코르티솔은 스트레스 호르몬이라 불린다. 몸이 위급하다고 판단하면 코르티솔이 분비되어 혈당을 높여 즉각적인 에너지를 공급한다. 스트레스가 만성적으로 이어질 때 문제가 된다. 코르티솔이 지속적으로 높으면 혈당이 자주 올라가서, 인슐린 분비가 계속된다. 결국, 만성스트레스가 지속되면 '인슐린 저항성'으로 이어질 수 있다.

또한 코르티솔은 단 음식이나 자극적인 음식을 더 찾게 만들어 과식과 체중 증가를 촉진한다. 이 때문에 스트레스는 비만과 대사질환의 원인이 되기도 한다. 코르티솔 수치를 안정적으로 유지하려면 충분한 수면, 스트레스 관리, 규칙적인 운동이 필요하다.

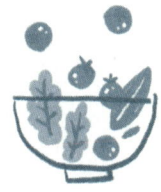

BTS 다이어트 핵심 5가지!

다이어트에 꼭 필요한 핵심 5가지가 있다. 나는 이것을 'BTS 다이어트'라 부르겠다.

> B : Bad food Stop
> T : Time-restricted eating
> S : Sleeping well
> B : Bad food Stop
> T : Training
> S : Stress management

BTS를 두 번 반복하여 기억하면 된다. B를 두 번 강조한 것은 'Bad food stop'이 가장 다이어트에서 중요하다. 이 5가지 다이어트 핵심 축에 대해서 간단히 알아보자.

1) 음식 : 나쁜 음식을 끊어라! (Bad food, stop)

살이 찌는 대표적인 원인은 나쁜 음식을 자주, 많이 먹어서이다. 나쁜 음식이란 칼로리는 높고 영양은 거의 없는데 건강을 해치는 음식을 말한다. 나쁜 음식에는 설탕, 정제 탄수화물, 술, 튀김, 초가공식품 등이 있다.

일반적인 음식은 혈당을 천천히 완만하게 높아지고 천천히 완만하게 내려간다. 반면, 설탕과 정제 탄수화물과 같은 나쁜 음식 먹으면 빠르게 혈당이 급격히 높아진다. 이를 **'혈당 스파이크(Glucose spike)'**라 한다. 혈당이 급격히 상승하면 인슐린도 과도하게 분비된다. 과도한 인슐린 분비로 혈당이 급격하게 떨어지는 혈당 롤러코스터 현상이 일어난다. 혈당이 급락하면 허기를 불러오며 다시 나쁜 음식을 찾게 된다.

또 이 과정이 반복되면 세포가 인슐린 신호에 둔감해져 '인슐린 저항성'이 생긴다. 이로 인해 살이 쉽게 찌고, 건강은 나빠진다. 따라서 무엇을 먹느냐가 곧 인슐린을 관리하고 체중과 건강을 지키는 핵심이 된다.

나쁜 음식 7가지는 무조건 외우자!

> # '설, 밀, 술, 튀, 초, 나, 담'
> ### 설탕, 밀가루, 술, 튀김, 초가공식품, 나트륨, 담배

이 7가지를 최대한 피할수록 다이어트는 성공한다.

2) 간헐적 단식 : 시간제한 섭취 (Time-Restricted Eating)

살이 빠지려면 포도당을 에너지로 쓰는 몸에서 지방을 에너지로 쓰는 몸으로 전환해야 한다. 지방을 쓰기 위해서는 인슐린 수치가 낮아지는 공복 시간이 필요하다. 체지방을 본격적으로 쓰기 전에 음식을 먹으면 인슐린이 수치가 높아져 지방연소 스위치가 꺼지게 된다.

공복 시간이 길어지면서 간과 근육에 있는 글리코겐을 에너지원으로 사용한다. 개인차이가 있지만, 일반적으로 공복 시간이 10~12시간 지나면 글리코겐이 거의 고갈된다. 이 후 시간에 지방을 에너지로 바꾸는 '전환'이 일어난다. 이 시간을 확보하는 것이 간헐적 단식의 이유이다.

간헐적 단식의 대표적인 예가 '16:8'이다. 16시간은 공복을 유지하고, 8시간 동안 먹는 방식이다. 중요한 것은 16시간 공복시간 동안 인슐린을 자극하는 음식은 먹지 않아야 한다. 물과 무설탕 차, 탄산수, 아메리카노(무설탕) 등은 먹을 수 있다.

무작정 굶으라는 말이 아니다. 간헐적 단식에서 가장 중요한 것은 단식 후 잘 먹어야 한다. 건강한 음식으로 하루 필요한 영양을 충분히 채워 먹어야 한다. 단식의 보상으로 나쁜 음식(설·밀·술·튀·초·나·담)으로 먹어서는 안 된다. 좋은 음식으로 잘 먹는 것이 간헐적 단식의 완성이다.

3) 잠 : 잘 자면 살이 빠진다. (Sleeping well)

다이어트를 떠올리면 대부분 식단과 운동을 먼저 생각한다. 그러나 의외로 간과되는 요소가 바로 수면이다. 잠은 단순한 휴식이 아니라, 우리 몸의 대사 균형과 호르몬을 조절하는 핵심 시간이다.

수면이 부족하면 몸은 스트레스 호르몬인 코르티솔을 분비해서 혈당과 인슐린 수치가 높아진다. 이 상태가 반복되면 세포는 점차 인슐린에 둔감해지고, 결국 인슐린 저항성으로 이어진다. 인슐린 저항성은 체지방 축적을 촉진해 살이 빠지지 않는 체질을 만든다.

게다가 배고픔을 자극하는 그렐린은 늘어나고, 포만감을 알려주는 렙틴은 줄어든다. 그 결과 필요 이상으로 음식을 섭취하게 되며, 단 음식이나 기름진 음식에 더 쉽게 손이 간다. 늦게 자는 습관은 야식과 군것질로 이어져 체중 관리에 걸림돌이 된다.

수면 부족은 운동 효과를 방해한다. 피로가 누적되고 에너지가 고갈되어 꾸준히 운동하기 어려워지며, 회복이 제대로 이루어지지 않아 근육 발달과 체력 향상에도 부정적인 영향을 미친다.

충분히 숙면을 취하면 호르몬이 안정되고, 식욕이 자연스럽게 조절된다. 숙면은 식단 관리와 운동 효과를 높여 다이어트에 큰 도움이 된다. 수면은 단순히 몸을 쉬게 하는 시간이 아니라, 다이어트의 성패를 가르는 결정적 시간이다.

4) 운동 : 규칙적인 운동(Training)

다이어트를 할 때 많은 사람이 운동부터 시작한다. 하지만 운동만으로 살을 빼는 것은 쉽지 않다. 운동선수 같은 엄청난 운동량이 있어야 다이어트가 가능하다. 체중 감량의 80%는 식단, 20%는 운동이다. 다이어트 측면만 놓고 보면 운동은 식단에 비해 비중이 낮은 것은 사실이다. 그럼에도 운동이 중요한 이유가 있다.

운동은 다이어트도 도움이 되지만, 건강에 더 큰 핵심 축이다. 운동은 근육을 지키고 기초대사량(Basal Metabolic Rate)을 높이는 역할을 한다. 근육량이 많으면 기초대사량이 높아 체중 관리가 상대적으로 쉬워진다. 또 유산소 운동을 통해 체력을 높이고, 에너지 사용으로 글리코겐을 소모하고 지방 연소에 가속도를 붙인다.

다이어트를 할 때는 근력 운동도 병행해야 한다. 다이어트 중에는 영양이 부족하거나 간헐적 단식으로 인해 근손실이 일어날 수 있다. 만약, 근육량이 줄어들면 기초대사량이 낮아져 요요현상으로 이어지기 쉽다. 근육을 지키기 위해서 근력 운동은 꼭 해야 한다.

운동은 일주일에 3번 이상, 유산소와 근력 운동을 병행하는 것을 추천한다. 운동을 장기적으로 보면 몸을 바꾸고 인생을 바꾼다. 다이어트는 식단이 중심이지만, 운동이 있어야 완성된다.

5) 만성 스트레스: 스트레스 관리 (Stress management)

만성 스트레스는 보이지 않는 다이어트 방해꾼이다. 잠깐의 스트레스는 괜찮다. 문제는 매일 쌓이는 만성 스트레스다. 이때 코르티솔(스트레스 호르몬)이라는 호르몬이 계속 분비된다.

코르티솔은 원래 생존에 필요한 호르몬이다. 위급할 때 에너지를 빠르게 쓰기 위해 혈당을 높인다. 원시시대에는 맹수로부터 도망치기 위한 에너지원이었지만, 지금은 위급하지 않은 상황에서도 불규칙한 스트레스가 만성적으로 이어지는 것이 문제다.

코르티솔이 계속 분비되면 식욕이 증가한다. 특히 단 음식, 기름진 음식, 자극적인 음식을 찾게 된다. 이런 음식을 먹으면 당장은 스트레스가 풀리는 것 같지만, 인슐린이 과도하게 분비되어 건강을 해친다. 이 행동의 반복으로 몸은 상하고 스트레스는 계속 쌓인다.

　다이어트는 체중을 줄이는 싸움이기도 하지만, 스트레스로부터 나를 지키는 싸움이다. 스트레스를 관리하면 몸무게도 관리된다.

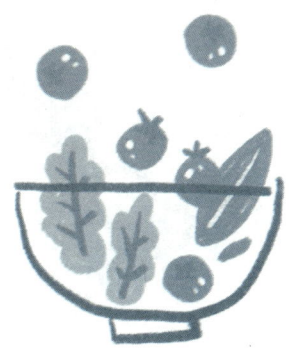

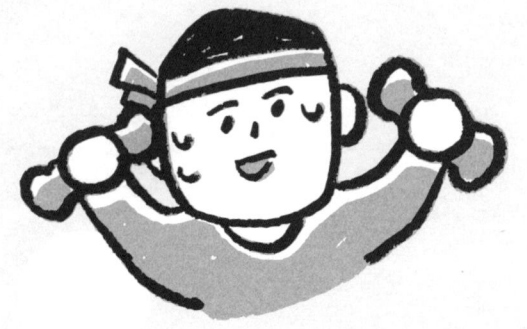

Part 2

BTS 다이어트
5가지 핵심 기둥!

단순히 살이 빠진 게 아니라, 몸이 가벼워지고,
머리가 맑아지고, 삶이 바뀐다. 다이어트의 핵심은
'몸을 더 건강한 방향으로 바꾸는 것'이다.

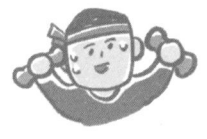

설탕 (정제당)
: Bad food stop

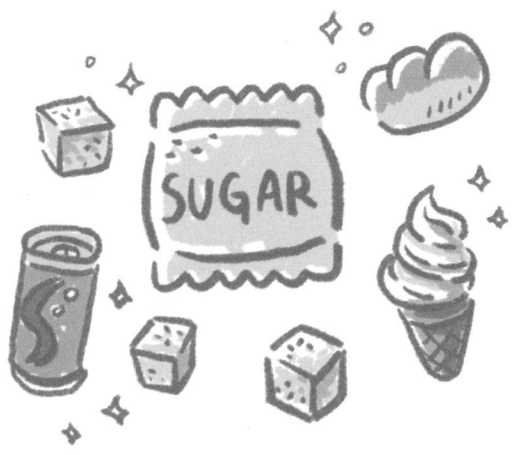

다이어트를 시작할 때, 첫 번째로 피해야 할 음식은 설탕이다. 설탕의 진짜 정체를 알아야 한다. 설탕은 다이어트와 건강의 '조용한 살인자'라고 불린다. 우리가 자주 먹는 탄산음료(이온음료), 주스, 빵, 떡볶이, 짜장면 등에도 설탕이 있다.

설탕은 혈당을 급격히 올린다

설탕은 포도당과 과당이 결합된 이당류(二糖類, disaccharide)이다. 설탕은 혈당을 빠르게 상승시키는 혈당 스파이크를 만든다.

> 포도당(Glucose) + 과당(Fructose) = 설탕

설탕은 체내에서 포도당과 과당으로 분해된다. 포도당은 빠르게 흡수되어 혈당을 급격히 높이는 혈당 스파이크가 발생한다. 혈당이 오르면 인슐린이 분비되어 세포가 포도당을 에너지원으로 활용한다. 사용하고 남은 포도당은 인슐린의 작용으로 글리코겐으로 저장되거나 지방으로 전환된다. 이 과정이 지속적으로 반복되면 살이 찌고, 인슐린 저항성이 생기게 된다.

과당은 포도당만큼 직접적이고 빠르게 인슐린 분비를 자극하지는 않는다. 하지만 과당은 단맛이 강해 더 큰 단맛을 불러오는 중독성이 있다. 과잉 섭취된 과당은 간에서 신생지방합성을 통해 중성지방으로 전환된다. 이 중 일부는 간 내

에 축적되고 일부는 혈액을 통해 운반되어 체지방으로 저장된다. 이러한 과정이 반복되면 비알콜성 지방간 질환, 복부비만, 내장지방 축적 등 대사질환으로 이어질 수 있다.

설탕은 혈당을 급격히 올린 뒤 빠르게 떨어뜨려 혈당 스파이크를 만든다. 이때 혈당이 급락하면 실제로 배가 고프지 않아도 허기를 느끼게 된다. 또한 설탕을 자주 먹으면 포만감을 주는 렙틴이 제대로 작동하지 않아 쉽게 만족감을 얻지 못한다. 이런 식습관이 반복되면 인슐린 저항성이 생기고, 간에는 지방이 쌓여 지방간으로 이어진다. 결국 설탕은 체지방을 늘리고, 대사 건강을 해치는 대표적인 음식이다.

설탕은 뇌의 보상 시스템을 망가뜨린다

설탕을 먹으면 뇌에서 도파민이 분비된다. 도파민은 '행복 호르몬'이라 불리며, 보상과 쾌락을 담당하는 신경전달물질이다. 문제는 설탕이 도파민을 부르는 중독성이 있다는 점이다. 설탕에 익숙해지면, 뇌는 점점 더 많은 자극을 원하게 된다. 단 음식을 먹어도 만족하지 못하고 더 달고, 더 자주 찾게 된다.

> 단 음식 → 폭식 → 죄책감 → 스트레스 → 다시 단 음식

설탕 중독에 빠진 사람 대부분이 이 악순환에 갇히게 된다.

설탕은 내장지방을 늘리고 염증을 일으킨다.

설탕을 많이 먹으면 내장지방이 늘어난다. 내장지방은 단순한 뱃살이 아니라 심혈관 질환·당뇨병·고지혈증 같은 만성 질환의 위험을 높인다. 또한 설탕은 체내 염증 반응을 촉진하고, 지방세포에서 염증성 사이토카인을 분비하게 만든다.

이런 염증은 단순히 살이 찌는 문제를 넘어 피로감, 면역력 저하, 기분 장애까지 유발할 수 있다. 결국 설탕은 살을 찌우고, 건강을 해치는 주범이다.

숨은 설탕이 문제다

설탕이라 하면 하얀 백설탕만 떠 올린다. 하지만 숨은 설탕이 더 문제다. 사탕, 빵, 시리얼, 소스, 드레싱, 단무지, 햄, 소시지, 주스, 요구르트, 커피믹스 등 가공식품 대부분에 설탕이 들어 있다. '무지방', '저지방'이라고 쓰인 제품일수록 맛을 보완하기 위해 설탕이 더 많이 들어간다. 음료에도 많은 설탕(액상과당)이 들어 있다.

숨은 설탕 중 과일도 있다. 과일에는 식이섬유, 비타민, 미네랄, 유기산 등 좋은 성분이 있다. 그러나 과일주스처럼 가공된 형태는 식이섬유가 사라지고 당분만 남는다. 게다가 현대의 많은 과일은 상품성을 높이기 위해 당도가 높게 개량되어 있다. 따라서 적당한 과일의 섭취는 좋지만 과한 섭취는 다이어트에 방해될 수 있다.

> **숨은 설탕**
>
> 물엿(Corn Syrup), 고과당옥수수시럽 (HFCS),
> 포도당 (Glucose), 카라멜 (Caramel),
> 액상과당 (Fructose Syrup), 결정과당 (Crystalline Fructose),
> 맥아당 (Maltose), 이성화당 (Isomerized Sugar),
> 말토덱스트린 (Maltodextrin), 트레할로스 (Trehalose),
> 분당 (Powdered Sugar), 하니파우더 (Honey Powder) 등

설탕을 끊으면 생기는 놀라운 변화

설탕을 끊기만 해도 몸은 바로 반응한다.

- 혈당이 안정되어 폭식이 줄어듦
- 인슐린 저항성이 개선됨
- 내장지방이 빠르게 줄어듦
- 집중력과 기분이 안정됨
- 피부 트러블이 줄어듦
- 수면 질이 높아짐

결론

설탕은 빈 음식(empty calories)이다. 설탕은 몸의 대사, 뇌, 호르몬, 장기 기능을 교란하는 물질이다. 따라서 설탕은 다이어트의 방해꾼이자 건강의 적으로 인식하고, 최대한 줄여야 한다.

> 💬 나는 설탕을 줄이고 난 뒤 몸의 변화를 직접 경험했다.
> 한 달 정도 지나자 미각이 예민해져
> 단맛을 더 섬세하게 느낄 수 있었다.
> 설탕 중독인지 끊고 제대로 알았고,
> 지금은 단 음식에 유혹에 넘어가지 않게 되었다.
> 단 음식을 멀리하면서 자연스럽게 체중도 줄었다.

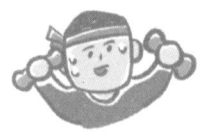

밀가루 (정제탄수화물)
: Bad food stop

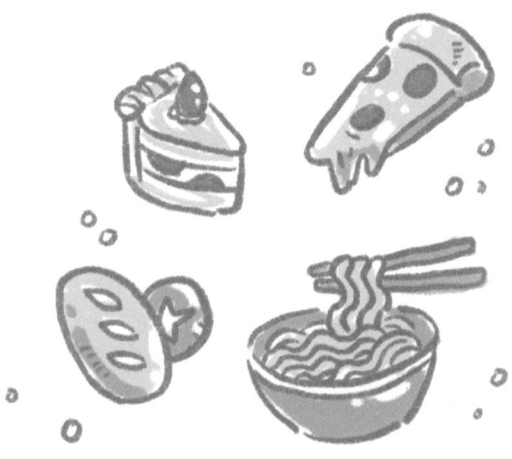

　다이어트를 결심했다면 꼭 피해야 할 음식은 바로 '밀가루'다. 밀가루는 정제 탄수화물을 대표하는 음식이다. 일반적인 '정제(精製)'는 필요없는 것(불순물)을 거르고 좋은 것을 남기는 용어다.

정제 탄수화물은 반대로 가공 과정에서 식이섬유, 비타민, 미네랄 같은 유익한 영양소를 거르고, 주로 열량만 남은 식품이다. 정제 탄수화물은 체내에서 빠르게 흡수되어 혈당 스파이크를 일으키고, 인슐린을 과도하게 분비시킨다. 따라서 정제 탄수화물은 다이어트와 건강을 위해 최대한 줄여야 한다.

밀가루는 인슐린 저항성을 만든다.
밀가루(정제 탄수화물)를 먹으면, 소화 흡수가 빨라 혈당 스파이크를 불러온다. 혈당이 높아지면 췌장에서 인슐린이 다량 분비된다. 인슐린은 혈중의 포도당을 세포 안으로 밀어 넣고, 남는 것은 체지방으로 저장한다. 정제 탄수화물을 계속 먹으면 '인슐린 저항성'을 갖게 된다. 정제 탄수화물을 먹는 습관은 살이 더 쉽게 찌고, 안 빠지는 체질로 만든다.

밀가루는 중독성이 강하다.
밀가루 음식은 설탕과 나쁜 기름과 함께 조리되는 경우가 많다. 대표적으로 빵, 피자, 케이크, 튀김, 라면, 과자 등이 있다. 이 조합의 자극적인 맛은 뇌 보상 시스템을 자극해 먹을수록 기분이 좋아지고, 다시 찾게 된다. 밀가루 음식은 렙틴 저항성을 촉진하고, 그렐린 분비를 자극하는 경향이 있다. 그래서 과식, 폭식으로 이어지고 체중 관리가 어려워진다.

국수나 라면 등 밀가루 음식을 먹고 나면 맛은 좋고 포만감은 빨리 온다. 혈당 스파이크 뒤 혈당은 빠르게 떨어져 배고픔을 빨리 느낀다. 정제탄수화물을 먹으면 더 자주, 더 많이 먹게 되는 악순환에 빠진다.

장 건강을 악화시킨다

밀가루 속에는 '글루텐'이라는 성분이 들어있다. 일부 사람들은 이 글루텐에 민감하게 반응해 염증이나 소화 불량, 복부 팽만, 설사, 피로 등을 겪는다. 정제된 밀가루는 장내 유익균보다 유해균이 증식하기 좋은 환경을 만든다. 장이 나빠지면 영양 흡수도 방해되고, 면역력도 떨어진다. 이로인해 체중 조절 능력도 약화된다. 건강한 다이어트를 위해서는 장 건강이 중요한데, 밀가루는 장내 환경을 계속 자극하고 망가뜨린다.

지방간과 내장지방을 만든다

정제 탄수화물은 혈당을 급격히 올린다. 혈당이 높아지면 남은 포도당은 먼저 간과 근육에 글리코겐으로 저장되고, 저장 용량을 넘어서면 간에서 중성지방으로 합성되어 체지방으로 축적된다. 단기적으로는 피하지방이 늘고, 장기적으로는 내장지방과 간에 지방이 쌓이게 된다. 잦은 정제 탄수화물 섭취는 설탕과 함께 비알코올성 지방간의 주요 원인 중 하나다. 지방간은 대사 기능을 떨어뜨리고, 체중 감량에도 방해가 된다. 내장지방이 늘면 염증 수치가 높아지고, 인슐린 저항성도 증가한다.

결론

밀가루(정제탄수화물)는 혈당을 급격히 올리고 인슐린 저항성을 유발한다. 장 건강과 간 기능까지 나쁘게 한다. 다이어트 성공을 원한다면 밀가루(정제탄수화물)를 피해야 한다.

> 💬 나는 특히 면을 좋아했다. 처음에는 힘들었다.
> 면은 맛이 있고 빨리 먹을 수 있다. 나쁘다는 것을 알고 밀가루 음식을 최대한 줄이자 장 건강이 좋아졌다.
> 면(밀가루) 중독에서 벗어나면서 살도 빠지기 시작했다.

술 (알코올)
: Bad food stop

 술은 다이어트를 방해하고 건강을 해친다. 술은 간, 뇌, 호르몬, 심혈관을 동시에 나쁜 작용을 일으킨다. 게다가, 술을 마시면 지방 분해는 멈추고, 식욕은 커진다. 술은 판단력을 흐리게하여 나쁜 음식으로 과식하고, 과음하게 된다. 술은 다이어트를 힘들게 하는 대표적인 음식이다.

술은 높은 열량을 가진 비영양 식품이다

알코올 1g당 열량은 7kcal이다. 단백질(4kcal), 탄수화물(4kcal)보다 높고, 지방(9kcal)에 더 가깝다. 하지만 알코올은 체내에서 단백질이나 탄수화물처럼 근육 생성이나 에너지 저장에 쓰이지 않는다. 술은 필요한 영양소 없이 오직 열량만 있는 '빈 칼로리'다. 술은 많이 마시기 쉽고, 빨리 흡수된다는 것이 문제다.

술을 마시면 간에서 알코올을 가장 먼저 처리하려 한다. 왜냐하면, 알코올은 몸에서 독성 물질로 인식되어 최대한 빨리 처리해야 하기 때문이다. 간은 알코올을 우선 처리하면서 탄수화물과 지방을 에너지로 바꾸는 일을 잠시 멈추게 된다. 에너지로 바뀌지 못한 탄수화물과 지방은 그대로 체지방으로 쌓이게 된다. 게다가 술 자체의 높은 열량과 안주까지 더해지면서 체지방을 쌓이게 만든다.

술은 식욕을 자극한다

술을 마시면 뇌의 자기 조절 능력이 약화되어 과식하게 된다. 평소에는 피하던 나쁜 음식이나 고열량 음식도 먹게 만든다. 술과 먹는 치킨, 피자, 안주류는 대부분 몸에 나쁜 고

지방, 고염, 고칼로리 음식이다.

　술은 중독성이 강해 한 잔이 또 한 잔을 부른다. 과음하면 수면의 질이 떨어지고, 아침은 피곤하게 시작된다. 이렇게 힘든 하루를 보내고 나면 다시 술에 의존하게 되고, 이 악순환이 반복된다. 이 악순환은 살을 찌우고, 병을 불러와 인생을 무너지게 만든다.

술은 수면의 질을 떨어뜨린다

　많은 사람들이 "술을 마시면 잠을 잘 잔다"고 착각한다. 알코올은 진정 효과가 있어 쉽게 잠들게 하지만, 수면의 질은 나쁘게 한다. 술은 깊은 수면과 렘(REM) 수면을 방해하여 자주 깨게 만들어 숙면하지 못하게 한다.

　수면 부족은 단순히 피곤함을 넘어서 호르몬 불균형을 초래한다. 포만감을 주는 렙틴은 줄어들고, 배고픔을 유발하는 그렐린은 증가한다. 그 결과 더 자극적인 음식을 찾게 되고, 과식하게 한다. 또한 수면이 부족하면 코르티솔(스트레스 호르몬)이 증가해 인슐린 저항성 위험을 증가시키고, 체지방이 쉽게 쌓이는 환경을 만든다.

술은 건강을 파괴시킨다.
　- 지방간, 간염, 간경변 유발, 간암 위험 증가
　- 고혈압, 심장병, 심근경색 위험 증가

- 뇌졸중 위험 증가
- 기억력 감퇴, 집중력 저하
- 알콜성 치매 위험 증가
- 급성 및 만성 췌장염 유발
- 수면 질 저하, 잦은 각성
- 남성 호르몬 감소 → 성욕 저하, 근육 손실
- 여성 호르몬 교란 → 생리불순, 유방암 위험 증가
- 피부 탈수 → 건조, 주름, 노화 가속

술은 다이어트 외적으로도 나쁜 점이 많은 식품이다. 술은 단순한 열량 덩어리를 넘어 몸 전체를 망가뜨리는 독이다. 술은 간을 망가뜨리고, 뇌를 손상시키며, 호르몬을 교란하고, 회복력을 떨어뜨린다. 성공적인 다이어트와 건강한 삶을 원한다면 술은 피하는 게 답이다.

결론

건강에 술은 독이다. 다이어트에도 독이다. 정말 술을 마셔야 한다면, 먼저 건강한 몸을 되찾은 뒤에 절제하며 조금씩 즐기는 것이 바람직하다.

> 💬 나는 특히 맥주를 좋아한다. 다이어트 중 가장 힘들었던 부분이다. 그 때마다, '몸이 좋아지면, 건강한 몸이 되면 술도 즐기자!'라는 마음으로 버텼다.
> 다이어트 성공 이후, 나도 술 중독이라는 것을 깨달았다.
> 건강해진 지금은 2주일에 1~2회 정도 즐기고 있다.

튀김 (나쁜 기름)
: Bad food stop

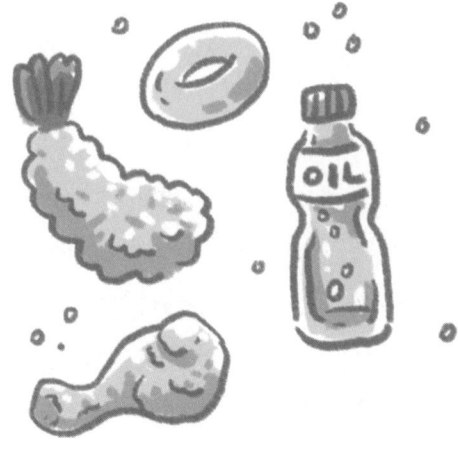

네 번째 나쁜 음식은 '튀김'이다. 튀김이 문제인 이유는 단순히 열량이 높기 때문만이 아니라, 조리에 사용되는 기름 때문이다. 기름이 고온에서 반복 가열되면 몸에 나쁜 산화물과 트랜스 지방이 생긴다. 이는 체지방을 늘리고 인슐린 저항성을 악화시켜 살찌기 쉬운 몸을 만든다. 결국 튀김은 다이어트와 건강을 동시에 해치는 복합적인 문제를 안고 있다.

튀김은 살찌는 몸을 만든다.

지방 1g은 9kcal. 탄수화물이나 단백질(4kcal)의 2배가 넘는다. 튀김은 밀가루 옷(정제탄수화물)을 입히고, 고온의 기름에 튀기는 과정에서 기름을 많이 흡수한다. 감자 한 개를 찌면 100kcal 정도지만 튀기면 350kcal 이상 된다. 조리 방법만 바꿔도 열량이 3배 넘게 늘어난다. 같은 양이라도 조리 방식에 따라 비만 위험은 달라진다. 튀김은 '적은 양으로도 많은 열량'을 주는 대표적 음식이다.

대부분 튀김은 정제탄수화물(밀가루, 빵가루, 튀김가루)과 지방(기름)이 결합된 구조다. 이 조합의 정제 탄수화물은 혈당 스파이크를 불러와 인슐린 분비를 자극한다. 이 상태가 반복되면 인슐린 저항성이 점점 높아진다. 또한, 고온에서 여러 번 사용한 기름은 산화되어 유해 활성 산소를 만들고, 일부 트랜스 지방도 생성된다. 이 물질들은 혈관 내피세포를 손상시키며 염증 반응을 일으킨다. 염증이 지속되면 인슐린 수용체가 제 기능을 하지 못하게 되어, 인슐린 저항성을 악화시킨다.

튀김은 계속 음식을 부른다.

튀김은 '정제탄수화물 + 나쁜기름 + 단소스 + 짠소금'으로 자극적인 맛으로 식욕을 자극한다. 튀김을 먹을 때, 술도 따라오며 그 대표적인 것이 '치맥'이다.

튀김은 밀가루 반죽과 기름이 만나 혈당을 급격히 올리고, 입맛을 강하게 자극해 식욕을 더 키운다. 그래서 한두 개로는 만족할 수 없고, 더 많이 먹고 싶어진다. 잠시 포만감을 주지만 금세 허기를 불러오며, 결국 또 다른 음식을 찾게 만든다.

문제는 나쁜 기름이다.

다이어트를 망치는 진짜 원인은 '나쁜 기름'이다. 반복해서 가열된 기름, 트랜스지방이 들어간 기름이 문제다. 튀김에 쓰이는 식용유는 고온에서 여러 번 튀기면 산화되면서 알데하이드 같은 독성 물질을 만든다. 이 산화된 기름은 몸 안에서 염증을 유발하여 체중 증가뿐 아니라, 심혈관 질환, 당뇨, 고혈압, 치매, 암까지 유발하는 만성질환의 원인이 된다.

트랜스지방도 문제다. 트랜스지방은 식물성 기름을 고체로 만들거나 고온에서 튀길 때 생긴다. 대표적으로 마가린, 쇼트닝, 부분경화유 등이 있다. 트랜스지방은 나쁜 콜레스테롤(LDL)을 높이고 좋은 콜레스테롤(HDL)을 낮춘다. LDL이 과도하게 쌓이면 혈관이 막히게 되어, 심근경색, 뇌졸중 위험이 증가한다.

좋은 기름도 있다.

기름이라고 다 나쁜 것은 아니고, 몸에 좋은 기름도 있다. 대표적인 좋은 기름은 올리브유, 아보카도유, 들기름, 견과류 오일 등이다. 이 기름에는 불포화지방산이 풍부해서 혈액 순환을 돕는다. HDL(좋은 콜레스테롤)을 늘리고, LDL(나쁜 콜레스테롤)은 줄인다.

이 좋은 기름은 포만감을 높이고, 식욕을 조절해준다. 소량으로도 만족감을 주기 때문에 폭식을 줄이는 데 도움이 된다. 나쁜 기름은 줄이고, 좋은 기름은 적절히 섭취해야 한다.

결론

튀김은 다이어트를 방해하는 음식이다. 고열량, 혈당 스파이크, 인슐린 저항성, 건강 악화까지 많은 문제가 있다. 좋은 기름은 먹고, 나쁜 기름을 멀리하면 몸은 가벼워진다.

> 💬 나는 튀김을 좋아했다. 치킨부터 김말이, 오징어튀김 등과 함께 맥주 마시는 것을 좋아했다. 튀김이 그렇게 나쁜 것인 줄 몰랐다. 나쁜 기름 대신, 올리브오일과 들기름을 자주 섭취했다. 나쁜 기름을 피했더니 몸무게가 줄어들기 시작했다.

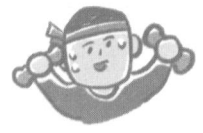

초가공식품
: Bad food stop

다이어트에 피해야 할 음식은 초가공식품이다. 초가공식품은 식품 원재료가 여러 차례 가공을 거쳐 원래의 형태를 알아보기 어려울 정도로 변형된 식품이다. 초가공식품은 건강보다 자극적인 맛, 보관, 판매에 초점을 맞춘 나쁜 음식이다.

초가공식품이란?

초가공식품은 자연 상태의 식품이 아닌 많은 가공 단계를 거쳐 만들어진 식품이다. 예를 들어 딸기를 말려 만든 딸

기말랭이는 '가공식품'이지만, 딸기맛 젤리는 '초가공식품'이다. 가공 과정에서 원재료의 비타민, 미네랄, 식이섬유는 좋은 성분은 사라진다. 대신 보관과 자극적인 맛을 위해 설탕, 정제탄수화물, 나쁜 기름, 인공첨가물이 들어간다.

초가공식품은 원재료의 좋은 영양소는 거의 없다. 대부분 몸에 좋은 영양소는 쉽게 부식되고, 상하기 때문이다. 좋은 성분 대신 값이 싸고 입맛을 자극시킬 수 있는 인공첨가물 등이 다량 들어 있다. 이로 인해 초가공식품은 영양가치는 낮고, 자연 식품에 비해 유통기한이 길다.

공장에서 공산품의 형태로 나오는 것 대부분이 초가공식품이다. 라면, 과자, 햄, 소시지, 아이스크림, 초콜릿, 사탕, 탄산음료, 케첩, 마요네즈 등이 해당된다.

칼로리는 높고, 영양은 없다

초가공식품은 열량 밀도만 높은 식품이다. 예를 들어, 감자 100g과 감자칩 100g은 칼로리 차이가 크다. 감자는 70~80kcal이지만, 감자칩은 500kcal에 육박한다. 초가공식품은 먹는 양에 비해 에너지가 과잉된다.

초가공식품에는 몸에 좋지 않은 정제당, 정제탄수화물, 나쁜 기름, 소금, 인공식품첨가물 등이 들어있다. 정제당, 정제탄수화물이 주성분이라 혈당 스파이크를 불러온다. 반복적인 혈당 스파이크는 '인슐린 저항성'을 만들고 살을 쉽게 찌게 한다. 게다가 초가공식품의 나쁜기름, 소금, 인공식품첨가물 등은 건강도 나쁘게 만든다.

가짜 배고픔을 만든다

초가공식품은 짜고, 달고, 기름진 강한 맛으로 뇌의 보상 시스템을 강하게 자극한다. 이때 분비되는 도파민은 순간적인 기분 좋음을 주지만, 동시에 더 먹고 싶은 욕구를 만든다. 배가 고프지 않아도 먹게 되는 가짜 배고픔을 만든다.

스트레스를 받을 때나 심심할 때 무의식적으로 먹는 간식 대부분이 초가공식품이다. 과자, 아이스크림, 초콜릿, 빵 같은 음식들은 중독성이 강해 한 번 먹기 시작하면 멈추기 어렵다. 자극적인 맛이 식욕을 과도하게 끌어올리고, 포만감을 느끼기 전에 이미 많은 양을 먹게 만든다. 필요 이상으로 먹어 체중 증가로 이어진다.

장 건강을 해친다

초가공식품은 식이섬유가 거의 없고, 장내 유해균을 늘리는 성분이 많다. 과도한 설탕, 정제탄수화물, 인공첨가물은 유해균의 먹이가 되어 장내 균형을 깨뜨린다. 장 환경이 나빠지면 면역력이 약해지고, 체내 염증 반응이 높아진다.

장 건강은 체중조절과 직결된다. 장이 건강해야 영양소를 제대로 흡수하고, 노폐물을 원활하게 배출할 수 있다. 장내 미생물은 식욕 조절에도 큰 영향을 준다. 균형 잡힌 장 환경은 식욕을 안정시키지만, 초가공식품이 이 균형을 무너뜨리면 식욕이 불안정해지고 폭식이나 과식을 유발한다. 초가공식품은 칼로리뿐 아니라 장 건강을 해쳐 살이 찌기 쉬운 몸을 만든다.

결론

초가공식품은 좋은 영양은 거의 없다. 몸에 나쁘고 맛만 자극하는 음식이 대부분이다. 초가공식품을 자연식품 바꿔보자. 초가공식품을 멀리하면 다이어트가 쉬워진다.

> 💬 나는 초가공식품이라는 개념이 없었다. 그냥 모두 같은 음식이었다. 이 개념을 알고 초가공식품을 최대한 멀리했다. 최대한 자연식품을 먹기 위해 노력했다. 처음엔 힘들었다. 시간이 지나면서 입맛이 바뀌고 몸무게도 줄기 시작했다.

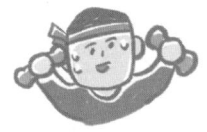

나트륨 (소금)
: Bad food stop

소금은 생명 유지에 필요한 미네랄이다. 한국 성인은 하루 평균 3,600~4,100mg의 나트륨을 섭취해 WHO 권장량(2,000mg)의 두 배에 달한다. 김치, 찌개, 젓갈, 국 같은 짠 음식 문화가 소금 과잉 섭취의 주요 원인이다. 나트륨을 과잉 섭취하면 혈압이 오르고 심장과 신장에 부담을 주며, 다이어트에도 방해가 된다. 그렇다고 저염식으로 필요 이하로 섭취하면 건강이 나빠진다. 건강과 체중 관리를 위해서는 적정한 소금 섭취가 필요하다.

나트륨의 문제점

소금을 많이 먹으면 체중이 늘어난다. 정확히 말하면 지방이 아니라 수분이 축적되는 것이다. 혈중 나트륨 농도가 높아지면 삼투압 작용으로 수분을 끌어당겨 몸에 저장한다. 이로 인해 얼굴이 붓고, 복부가 팽창하기도 한다. 밤에 나트륨 함량이 높은 라면을 먹고 자면 아침에 얼굴이 붓는 이유가 여기에 있다.

짠 음식을 먹으면 더 자극적인 음식을 먹고 싶어진다. 왜냐하면, 짠 음식을 자주 먹게 되면 미각이 무뎌지게 되기 때문이다. 이로 인해 더 짜고, 더 단, 더 매운 자극적인 음식을 찾게 된다. 짠맛은 다른 맛과 함께 있을 때 더 자극을 크게 불러온다. 이 때문에 단짠(달고 짠), 맵짠(맵고 짠) 음식을 계속 찾게 된다.

짠 음식은 맛이 강해서 포만감을 느끼기 어렵다. 짠 맛은 음식을 빨리 먹게 만들고, 뇌가 포만감을 느끼기 전에 과식을 유도한다. 그 결과 나트륨이 많은 가공식품과 패스트푸드를 자주 찾게 되어 악순환이 반복된다. 나트륨 과잉은 부종과 체중 증가를 불러와 다이어트를 더 힘들게 만든다.

나트륨과 건강의 관계

나트륨을 많이 섭취하면 혈압이 높아지고, 혈관기능이 떨어진다. 호주 세인트 빈센트 임상 캠퍼스 임상의학부의

2023년 연구에 따르면, 과도한 염분 섭취는 혈관 내피세포에 산화 스트레스를 일으켜 혈관 기능을 손상 시킨다.[1]

혈관 기능이 손상되면 인슐린이 포도당을 세포 안으로 옮기는 과정이 원활하지 않게 된다. 반복적으로 손상되면 결국 인슐린 저항성으로 이어진다. 결국, 고염식이 반복되면 인슐린 저항성을 생기고 살이 찌는 체질이 된다.

나트륨은 숨어 있다

나트륨은 국, 찌개, 라면처럼 명백히 짠 음식 외에도, 간장, 된장, 고추장, 케첩, 마요네즈 같은 양념에도 들어 있다. 달콤한 빵이나 케이크에도 나트륨이 숨어 있다. 햄, 어묵, 베이컨 같은 가공육은 맛과 보존성을 유지하기 위해 다량의 나트륨이 포함되어 있다.

WHO와 대한영양학회 모두 하루 나트륨 권장량은 2,000mg 이하이다. 하지만 한국인 1일 평균 나트륨 섭취량은 3,136mg(식품의약품안전처 2023년)이며 권고하는 기준에 비하면 1.6배 높다. 소금은 필수 미네랄로 우리몸에 필요하지만 대부분 과하게 섭취하고 있어 식품 성분표에 나트륨 함량을 확인하고 먹는 습관이 필요하다.

한국의 국 문화도 나트륨 섭취량을 높인다. 국 한 그릇만 먹어도 1,000mg 이상이며, 라면은 평균 약 1,700~1,800mg으로 고염식이다. 국물을 모두 마시지 말고 건더기 위주로 먹

---

1) https://pmc.ncbi.nlm.nih.gov/articles/PMC10946535/

는 습관이 필요하다.

소금을 줄이면 나타나는 변화

소금을 줄이면 음식이 싱겁고 맛이 없다고 느낄 수 있다. 하지만 2주 정도 지나면 혀는 민감해지고, 음식의 고유한 맛을 느끼게 된다. 감자나 단호박이 달게 느껴지고, 김이나 나물도 맛있게 느껴진다. 이때부터 다이어트가 쉬워진다.

소금을 줄이면 붓기가 빠진다. 얼굴선이 살아나고, 아침에 눈이 덜 붓는다. 수분이 빠져 체중도 1~2kg은 쉽게 빠진다. 지방이 빠진 건 아니지만, 눈바디가 달라진다. 이것이 다이어트를 지속할 수 있는 큰 동기가 된다. 짠맛 중독에서 벗어나면 식욕도 줄고, 간식 욕구도 약해진다. 나트륨을 적당히 먹으면 감정 기복도 줄고, 피로도 개선 된다.

결론

나트륨은 직접 살을 찌우진 않지만, 식욕 증가·수분 저류·인슐린 저항성으로 다이어트를 방해한다. 짠맛을 줄이면 붓기가 빠지고 미각이 회복되며 식욕도 안정된다.

> 💬 나는 짜게 먹었다. 처음 소금을 줄이자,
> 입맛이 없고, 먹는 재미가 없었다.
> 2주일 정도 지나자, 붓기가 빠졌고
> 미각이 좋아지면서 나쁜 음식을 멀리하는데 큰 도움이 되었다.

담배
: Bad food stop

담배와 다이어트는 언뜻 보면 상관없어 보인다. 흡연은 식욕을 줄이고 체중을 줄인다는 말이 있지만, 이 말에는 함정이 있다. 걸보기에는 살이 빠진 것처럼 보이지만, 실제로는 건강을 해치고 근육량을 줄인다. 흡연은 무엇보다 건강을 나쁘게 하기 때문에 담배를 반드시 끊어야 한다.

담배 피우면 살이 빠진다?

담배를 피우면 식욕이 줄고, 체중이 빠진다는 말을 들어본 적 있을 것이다. 실제로 담배의 니코틴이 교감신경을 자극해 식욕을 억제한다. 대사량을 일시적으로 높이고, 음식 섭취를 줄이는 경향이 있다. 이를 이용해 담배를 다이어트 도구로 사용하려 하는데 위험한 착각이다. 살이 빠진다 해도 건강을 망치게 되므로 이는 제대로 된 다이어트가 아니다.

담배에 포함된 니코틴은 렙틴(포만감 호르몬)을 낮게 하는 연구 결과도 있다.[2] 흡연자는 비흡연자보다 렙틴(배부름 호르몬) 수치가 낮았다. 렙틴이 부족하면 쉽게 포만감을 느끼지 못해 식사 조절이 어려워진다. 이 연구에 따르면 여성보다 남성 흡연자에서 렙틴 감소 폭이 더 컸다. 이는 남성 흡연자가 식욕 조절과 체중 관리에 더욱 불리하다는 의미다. 결국 담배는 건강만 해치는 것이 아니라, 호르몬 균형을 무너뜨려 다이어트도 힘들게 한다.

담배는 지방이 아닌 근육을 줄인다

담배는 근육 합성을 방해하고, 신체 회복 능력을 떨어뜨린다는 연구가 있다.[3] 다이어트 중에는 평소보다 근손실이 쉽게 일어난다. 근육이 줄어들면 기초대사량이 낮아져 같은 음식을 먹어도 지방이 더 잘 쌓이고, 결국 요요 위험이 커진다. 특히 흡연은 근육 합성을 방해해 근손실 가능성을 높인다. 따라서 다이어트를 하면서 흡연까지 한다면 체중 관리가 훨씬 어려워진다.

담배는 운동 효과를 떨어뜨린다. 폐활량이 감소하고, 혈

---

[2] https://pmc.ncbi.nlm.nih.gov/articles/PMC10725976/
[3] https://pubmed.ncbi.nlm.nih.gov/17609255/

액순환이 나빠지며, 체내 산소 공급이 원활하지 않다. 회복도 느리고, 쉽게 피로해진다. 운동을 열심히 해도 성과가 적고, 부상 위험이 크다. 같은 운동을 해도 흡연자는 비흡연자에 비해 운동 효과가 떨어져 다이어트에도 불리하다.

담배는 스트레스와 수면을 악화시킨다

많은 사람들은 스트레스를 해소하려고 담배를 피운다고 믿는다. 하지만 니코틴은 뇌의 도파민 분비를 잠시 높여 쾌감을 주지만, 시간이 지나면 오히려 불안감과 우울감을 키운다.[4] 이 때문에 흡연은 스트레스를 줄이기는커녕 실제로는 더 키운다.

또한 담배는 수면의 질을 떨어뜨린다. 니코틴의 각성 효과로 인해 쉽게 잠들지 못하고, 깊은 잠이 방해받는다. 밤에 자주 깨거나 숙면하지 못하면 피로가 쌓이고, 결국 건강에도 나쁜 영향을 준다. 장기적으로 담배는 건강을 해치고 다이어트를 방해하는 악영향을 미친다.

금연 후 살이 찌는 이유

담배를 피우던 사람이 금연하면 체중이 늘어나는 경우가 많다. 니코틴이 식욕을 억제하고 대사를 촉진하던 기능이 사라지기 때문이다. 게다가 담배를 피우던 습관 때문에 입이 심심해 간식이나 단 음료를 자주 찾게 된다. 이는 금단으로 인

---

4) https://pmc.ncbi.nlm.nih.gov/articles/PMC3340450/

한 심리적 공허함을 음식으로 채우려는 잘못된 보상 때문이다. 금단 증상으로 초기 어려운 시기만 잘 넘기면 몸은 점차 균형을 되찾는다. 다이어트는 장기적인 시야를 가지고, 지속 가능해야 한다. 흡연은 수면을 방해하고, 스트레스를 높이며, 렙틴 호르몬을 교란한다. 또한 근육 회복을 방해해 운동 효과를 떨어뜨리고, 대사율을 낮춘다. 결국 흡연은 건강이 나빠지고 다이어트를 어렵게 한다.

반대로 금연은 몸 전체의 회복을 이끈다. 호흡이 편해지고, 운동이 쉬워지며, 근육량이 유지된다. 대사량이 높아지고, 식욕 조절 호르몬이 안정된다. 스트레스가 줄고, 수면의 질이 좋아진다. 장기적이고 지속 가능한 다이어트를 성공하기 위해서는 금연이 답이다.

결론

담배는 다이어트에도 건강에도 나쁘다. 백해무익이니 무조건 끊자!

간헐적 단식
: Time-restricted eating

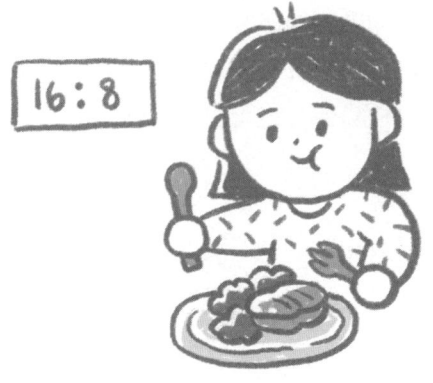

다이어트의 핵심 2가지는 '무엇'을 먹느냐와 '언제' 먹느냐 이다. '무엇'에 해당하는 것은 자연 식품이며 영양이 높은 음식을 먹어야 한다. 앞서 알아본 나쁜 음식 7가지를 피해서 먹어야 한다.

간헐적 단식을 통해 '언제' 먹는지 결정할 수 있다. 앞서 살이 빠지는 원리에 대해서 알아보았다. 12시간 공복 시간 이후 체지방 연소가 본격적으로 일어난다. 간헐적 단식을 통해 이 시간을 확보하여 체지방을 줄여 나가야 한다. 무작정 굶는 것이 아니다. 간헐적 단식 이후에는 영양이 좋은 음식을 충분히 잘 챙겨 먹는 것까지 해야 간헐적 단식의 완성이다.

> ※ 간헐적 단식(Intermittent Fasting)과 시간제한 섭취(Time-Restricted Eating) 구체적으로는 다르다. 간헐적 단식은 하루 이상을 지칭하고, 시간제한 섭취는 하루 안에서 이뤄지는 것을 지칭한다. 이 책에서는 두 용어 모두 공복 시간을 가진다는 같은 의미로 사용하겠다.

간헐적 단식이란?

간헐적 단식은 하루에 먹는 시간을 정해두고, 나머지 시간은 공복을 유지하는 식사법이다. 몸은 처음에는 혈중 포도당을 주 에너지원으로 사용하고, 이후 간과 근육의 글리코겐을 분해해 에너지를 얻는다. 글리코겐이 고갈되면서 체지방을 연소하여 에너지로 사용하기 시작한다. 보통 12~16시간 이상 공복을 유지해야 체지방 연소가 본격적으로 일어난다. (단, 개인의 신체 상태나 활동량에 따라 이 시간은 달라질 수 있다.)

공복 시간 동안 높아졌던 인슐린 수치는 점점 낮아진다. 간헐적 단식을 반복할수록 세포는 인슐린에 더 민감하게 반응한다.[5] 이로 인해 인슐린 저항성이 있던 몸을 점차 건강한 대사 상태로 바꿔준다. 이는 다이어트의 핵심 호르몬인 인슐린이 제대로 작동하도록 시간을 주는 과정이다. 결과적으로 살이 잘 찌는 체질에서, 쉽게 살이 찌지 않는 체질로 서서히 바뀌게 된다.

간헐적 단식의 가장 일반적인 방식은 16:8이다. 하루 24시간 중 잠을 포함해 16시간은 단식 상태로 유지한다. 남은 8시간 동안에 충분히 식사한다. 예를 들어, 저녁 19시에 식사를 마쳤다면, 다음날 11시 이후 식사를 시작한다. 11~19시 사이에 두끼 혹은 세끼로 식사한다. 식사 할 때는 좋은 음식(자연식품)으로 영양분을 포만감 있게 먹어야 한다. 하루 필요한 영양과 칼로리를 채워서 잘 먹어야 한다. **간헐적 단식은 단순히 굶는 것이 아니라 잘 먹는 것까지 완수하는 것이 중요하다.**

다른 방식으로는 18:6, 20:4, 24시간 단식, 격일 단식, 주 2회 단식(5:2)등이 있다. 가장 지속하기 쉽고 대중적인 방식은 16:8이다.

간헐적 단식하면 배고프지 않을까?

처음 간헐적 단식을 하면 배가 고프다. 하지만, 사람은

---

5) https://pmc.ncbi.nlm.nih.gov/articles/PMC8970877/

이름	공복/섭취	방법 설명	특징
16:8	16/8	하루 8시간만 식사하고, 나머지 16시간은 단식	가장 인기 많고, 지속하기 쉬운 방법
18:6	18/6	하루 6시간 동안 식사, 나머지 18시간은 단식	16:8보다 더 많은 체지방 연소 유도
20:4	20/4	하루 1~2끼를 4시간 안에 먹고, 20시간은 단식	숙련자용, 식사 집중 필요
1일 1식 (23:1)	하루 한 끼	하루 중 한 끼만 먹고(1시간) 나머지는 단식(23시간)	강도 조금 높음, 한 끼에 영양 충분히 섭취
5:2 다이어트	2일 / 5일	일주일 중 2일 단식, 나머지 5일은 평소처럼 먹는다	1주일 간격으로 진행 (단식 이틀 연속은 피하는 것을 권장)
격일 단식 (ADF)	하루 단식 / 하루 식사	하루는 단식(또는 극소량 식사), 하루는 정상 식사 반복	체지방 감량 강력하지만 피로감이 클 수 있음

적응의 동물이다. 일주일 정도 적응되면 배고픔이 줄어든다. 그 이유는 '그렐린(배고픔 호르몬)' 분비 리듬이 바뀌기 때문이다. 그렐린은 익숙한 식사 시간에 맞춰 분비된다. 평균 2~4주 정도 지나면 16:8 단식에도 자연스럽게 적응하게 된다. 단식 후 식사를 할 때는 나쁜 음식(설밀술튀초나담)을 최대한 피해야 한다. 이런 음식은 혈당 스파이크를 일으켜 인슐린 분비를 자극하고, 배고픔을 불러온다. 간헐단식의 효과를 유지하려면 단백질과 자연식품 위주의 식단이 좋다.

간헐적 단식 후 식사!

간헐적 단식 이후 식사는 매우 중요하다. 단식 시간 동안 몸은 에너지원으로 저장된 글리코겐과 지방을 사용한다. 이때 위장도 쉬고, 인슐린 수치도 낮아진 상태. 단식 후 식사 시간에 나쁜 음식(설·밀·술·튀·초·나·담) 같은 자극적인 음식은 피해야 한다. 이런 음식들은 영양이 부족하다. 나쁜 음식으로 식사하게 되면 단식의 효과가 사라질 뿐 아니라 건강을 해치게 된다.

간헐적 단식 후 식사는 '천천히, 영양소가 풍부한, 좋은 음식(자연식) 중심'으로 해야 한다. 처음 음식은 위장에 무리를 주지 않는 음식이 좋다. 오랜 시간 단식 후 처음 먹는 음식은 미음, 계란찜, 두부, 삶은 채소, 곰국 등 부드럽고 소화 잘 되는 음식이 적합하다. 이후 단백질과 건강한 지방, 복합 탄수화물을 균형 있게 섭취해야 한다. 달걀, 생선, 닭가슴살, 아보카도, 견과류, 현미, 고구마, 채소, 올리브유나 견과류처럼 건강한 단백질과 지방도 함께 섭취한다.

간헐적 단식의 진짜 효과는 공복 이후 식사에서 결정된다. **간헐적 단식의 완성은 '좋은 자연식품으로 충분한 영양소를 잘 먹는 것'**이다

간헐적 단식하면 다이어트 뿐만 아니라 더 좋은 효과가 있다. 간헐적 단식은 지방을 연소하고 인슐린 저항성도 개선

된다. 이뿐만 아니라 다양한 효과들이 있다.

첫째, 간헐적 단식은 염증을 감소시킨다. 공복 시간 동안 염증 수치를 낮추는 유전자들이 더 활발히 작동한다. 만성 염증은 비만, 당뇨, 심장질환의 주요 원인이다. 단식을 지속하면 염증 반응이 줄고, 몸의 전반적인 컨디션이 개선된다.

둘째, 자가포식(Autophagy)이 활성화된다. 자가포식이란 단식 중에 오래된 세포 찌꺼기나 손상된 단백질을 스스로 분해하고 청소하는 작용이다. 몸은 안 좋은 세포나 손상된 단백질을 재활용 되어 가속 노화 방지, 면역 기능 강화에도 도움이 된다. 자가포식 메카니즘을 발견한 오스미 요시노리는 2016 노벨 생리의학상을 받았다.

셋째, 심혈관 건강에 도움이 된다. 간헐적 단식은 콜레스테롤 수치를 개선하고, 혈압을 정상화하는 데 도움이 된다. 이는 심장질환의 주요 위험요소를 줄이는 데 효과적이다.

넷째, 식습관이 개선된다. 일정한 시간에만 식사하다 보면 군것질이나 불필요한 간식이 줄어든다. 자극적인 음식에 대한 욕구도 완화되며, 음식 중독이 점차 사라진다. 단식을 통해 몸은 '진짜 배고픔'과 '가짜 식욕'을 구분하게 되고, 건강한 식사 리듬이 자리 잡는다.

간헐적 단식의 단점과 위험

간헐적 단식은 다이어트와 건강 개선에 도움이 된다. 하지만 모든 사람에게 적합한 방법은 아니다. 장점 못지않게 단점과 위험도 존재한다.

첫째, 저혈당 증상이 생길 수 있다. 공복 시간이 길어지면 혈당이 떨어져 어지럼증, 손 떨림, 두통, 피로감이 나타날 수 있다. 뇌에 포도당이 부족하면 집중력이 떨어지고 무기력해지기도 한다. 특히 당뇨나 저혈당 병력이 있는 사람은 반드시 의사와 상담한 뒤에 단식을 시작해야 한다.

둘째, 단식 시간 동안 식욕을 억누르다가, 식사 시간이 되면 보상 심리로 폭식하는 경우가 많다. 심할 경우 섭식장애로 이어질 수도 있다. 단식 후 식사가 중요한데, 이때 달고 짜고, 자극적인 정제 탄수화물 위주의 나쁜 음식은 오히려 독이 된다. 단식 후에는 좋은 음식으로 충분한 영양을 섭취해야 단식의 효과가 완성된다.

셋째, 여성의 경우 호르몬 불균형이 생길 수 있다. 여성은 남성보다 체지방과 에너지 균형에 더 민감하다. 과도한 단식은 생리 주기에 영향을 주어 생리 불순이나 피로감, 감정기복으로 이어질 수 있다. 임신을 준비 중이거나 생리주기가 불규칙적인 여성은 주의가 필요하다.

넷째, 근손실 위험이 있다. 단식 시간이 길어지면 단백질이 부족해지고, 이로 인해 근육 단백질이 분해될 수 있다. 게다가 운동 없이 단식만 하면 체지방뿐 아니라 근육까지 함께 줄어든다. 근육이 줄면 기초대사량이 낮아져 에너지 소비가 줄고, 요요 현상이나 피로감이 쉽게 나타난다. 근손실을 예방하려면 식사 시간에 단백질을 충분히 섭취하고, 주 2~3회 이상 근력운동을 병행해야 한다. 인바디 측정을 통해 근육량 변화를 주기적으로 확인하여 근손실을 확인하며 간헐적 단식을 진행한다.

다섯째, 사회적 불편함도 있다. 사람들과의 점심 약속, 가족 식사 시간 등이 단식 시간과 겹치면 식사를 거절하거나 혼자 다른 음식을 먹어야 할 때가 있다. 이런 상황은 심리적 스트레스를 유발하고, 단식을 지속하기 어렵게 만든다. 간헐적 단식은 일상과 조화를 이루는 것이 중요하다. 사회생활과 무리 없이 병행할 수 있도록 자신의 생활 패턴에 맞는 시간대로 유연하게 조정하며 간헐적 단식을 조절하는 것이 좋다.

간헐적 단식은 올바르게 실천하면 분명 효과가 있다. 하지만 모든 사람에게 맞는 방법은 아니며, 주의해야 할 점도 있다. 자신의 건강 상태, 체질, 생활 패턴에 맞춰 무리하지 않게 해야 한다. 처음에는 쉬운 단계의 간헐적 단식부터 가볍게 시작하고, 몸의 반응을 세심하게 살피며 점진적으로 조정하는 것이 중요하다.

이런 사람은 간헐적 단식에 주의!
* 성장기 청소년 (성장 발달에 영양 부족 위험)
* 임산부, 수유 중인 여성
* 당뇨병 환자, 저혈당 이력이 있는 사람
* 과거 섭식장애 병력이 있는 사람
* 고령자 (근손실 저혈당 위험)
* 약 복용 중 식사와 함께 먹어야 하는 사람 등

건강 상태에 따라 간헐적 단식은 부작용이 있을 수 있다. 이런 경우 의사 또는 전문가 상담이 필요하다.

결론

자신에게 맞는 간헐적 단식을 선택하여 계속 지속 가능해야 한다. 적응하면서 점진적으로 더 높은 단계의 간헐적 단식을 접해 보자. 처음부터 욕심을 내서 무리하게 하지 말자. 진정한 간헐적 단식은 무작정 참는 것이 아니라 영양이 풍부한 좋은 음식을 잘 먹는 것이 핵심이다.

> 💬 나는 평생 다양한 다이어트와 요요를 반복했다.
> 간헐적 단식을 통해 인슐린 저항성을 개선했고
> 약 20kg을 감량했다. 이 덕분에 지방간도 사라졌다.
> 간헐적 단식이 처음에는 어렵지만
> 적응하면 생각보다 쉽다.

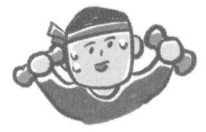

잠
: Sleeping well

다이어트 중 잠이 부족하면 살이 잘 빠지지 않고. 오히려 살이 더 잘 찐다. 수면은 다이어트에 있어 식단과 운동만큼 중요한 축이다. 충분히 자야 신체 회복과 호르몬 균형이 이루어져 다이어트를 성공할 수 있다.

수면 부족은 호르몬을 교란한다
수면이 부족하면 코르티솔(스트레스 호르몬)이 증가한다. 코르티솔은 몸이 위협을 느낄 때 분비되어 혈당을 높인다. 이는 에너지를 신속하게 공급하기 위한 생존 시스템이다. 하지만 잠의 질이나 양이 부족하면 코르티솔이 과도하게 분비되고, 혈당이 올라 인슐린 분비도 함께 증가한다. 결국 수면 부족이 계속 반복되면 몸은 인슐린 저항성이 상태로 바뀐다.

수면 부족은 배고픔을 유발하는 그렐린을 증가시키고, 포만감을 주는 렙틴은 감소시킨다. 이 때문에 실제로 배가 고프지 않아도 뇌가 배고프다고 착각한다. 이로 인해 늦은 시간 군것질과 야식을 찾게 된다. 문제는 야식이 대부분 나쁜 음식일 가능성이 높다. (야식으로 셀러드나 복합탄수화물을 먹는 사람은 거의 없다) 이 나쁜 음식은 폭식으로 이어지고, 체중 증가와 건강 악화를 부른다.

잠은 뇌뿐 아니라 소화기관도 쉬어야 한다. 야식을 먹고 잠자리에 들면, 소화기관은 자는 동안에도 일하게 된다. 야식을 먹으면 수면 시간이 줄어들고 수면의 질도 함께 떨어진다. 이로 인해 앞선 호르몬의 불균형으로 배고픔이 증가하고 나쁜 음식을 반복적으로 찾게 된다. 결국 이 악순환이 반복되면 인슐린 저항성이 생기고 살이 찌는 체질이 된다.

2011년 미국 임상영양학회지에 발표한 논문에 따르면 수면 시간이 짧은 사람(4시간)은 충분한 수면한 사람(9시간)한 사람보다 하루 칼로리 섭취량이 평균 295.9kcal 많았다.[6] 매일 약 300kcal씩 더 먹는다 해석된다. 한 달이면 1kg 이상 살이 찔 수 있는 수준이다.

---

6) https://pubmed.ncbi.nlm.nih.gov/21715510/

잠이 부족하면 자제력도 떨어진다. 운동하려고 해도 귀찮고, 식단도 대충 때우게 된다. 다이어트 의지가 무너지고 다이어트는 실패하기 쉽다. 반대로 충분히 자면 식욕이 안정되고, 에너지가 회복된다. 결국 잠을 잘 자면 다이어트는 쉬워지고, 잠을 못 자면 다이어트는 어려워진다.

잠이 부족하면 운동 효과도 떨어진다

아무리 운동을 열심히 해도 잠이 부족하면 효과가 반감된다. 근육 회복에는 수면 중 분비되는 성장호르몬이 필요하다. 하지만 잠이 부족하면 이 호르몬 분비가 줄어 근육 생성이 더뎌진다.

게다가 수면이 부족하면 쉽게 피로해지고, 장기적으로는 기초대사량도 낮아진다. 잠을 줄인 채 다이어트를 하면 음식의 유혹에 쉽게 넘어가고, 건강은 더 나빠진다. 꾸준한 운동과 다이어트의 핵심은 에너지 유지이며, 그 에너지의 근원 중 하나가 바로 충분한 수면이다.

잠을 잘 자면 식욕이 줄어든다

잠을 충분히 자면 스트레스 호르몬(코르티솔)이 안정되고, 인슐린 수치도 낮아진다. 아침에 일어나면 머리가 맑고 몸이 가벼우며, 식욕도 과하지 않다.

수면은 식욕 조절의 출발점이다. 잘 자면 덜 먹게 되고, 폭식이 줄며, 근육 회복도 빨라진다. 수면이 충분한 사람은 체중 증가 위험이 낮고, 다이어트 성공률도 높다.

하루 7~8시간의 충분한 수면은 건강과 다이어트의 기본이다. 6시간 이하로 자면 몸의 회복이 더뎌지고, 대사 기능이 흐트러진다. 가급적 밤 11시 전에 잠자리에 드는 것이 좋다. 밤 10시에서 새벽 2시 사이에 성장호르몬과 멜라토닌(수면 호르몬)이 활발히 분비되어 몸의 회복과 지방 연소를 돕는다.

커피는 오후 늦게 마시면 수면을 방해하므로 오전에만 마시고, 대신 따뜻한 차나 물로 대체하는 것이 좋다. 자기 전 1~2시간에는 스마트폰이나 전자기기를 멀리하고, 블루라이트를 피해야 멜라토닌(수면 호르몬) 분비가 원활하다.

또, 규칙적인 수면습관이 중요하다. 수면 시간이 들쑥날쑥하면 호르몬 균형이 무너지고 몸의 대사가 쉽게 혼란스러워진다. 반대로 매일 같은 시간에 자고 일어나는 습관은 생체 리듬을 안정시켜 에너지 대사를 원활하게 하고, 체중 조절에도 도움이 된다.

결론

잠은 다이어트와 건강의 핵심 기둥이다. 기본적인 잠이 흔들리면 다이어트도 흔들리고 건강도 흔들린다. 잘 자면 다이어트는 쉬워진다.

> 💬 나는 평소 밤 11시 이후에 잠에 들었고, 6시에 일어났다.
> 다이어트를 본격적으로 하면서 10시 취침 6시 기상으로 노력했다.
> 몸에 활력이 더 생겼고, 야식을 끊을 수 있었다.
> 잘 자면서 체력도 늘어났고, 다이어트도 쉬워졌다.

운동
: Training

흔히, 다이어트를 식단이 80%, 운동이 20%라 말한다. 이 말은 다이어트에서는 식단이 더 중요하다는 의미에는 동의한다. 그렇다고 운동이 중요하지 않다는 뜻은 아니다. 결국, 다이어트를 완성 시키기 위해서는 운동이 없어서는 안 된다. 운동은 몸을 바꿀 뿐 아니라 인생까지 바꾸는 힘이 있다.

운동의 진짜 목적은 '기초대사량' 유지 및 증가

 다이어트를 시작하면 대부분 운동을 먼저 떠 올려, 헬스장을 등록하거나, 걷기부터 시작 한다. 하지만, 운동으로 300kcal를 소비해도 빵 하나만 먹으면 금세 무의미해진다. 운동도 중요하지만, 다이어트에서 더 우선해야 할 것은 식습관이다.

 그렇다고 운동이 필요 없다는 뜻은 아니다. 식습관이 중요하지만, 운동 없이 다이어트를 완성 시킬 수 없다. 운동을 병행해야 근육을 유지하고, 기초대사량을 지키거나 늘릴 수 있다. 근육은 몸에서 가장 많은 에너지를 소비하는 조직이다. 근육량이 늘면 기초대사량이 높아져 같은 양을 먹어도 에너지 소모가 커지고, 살이 잘 찌지 않는다.

 반대로 운동을 하지 않으면 근손실이 생기고 기초대사량이 떨어진다. 근육량이 줄어든 상태에서 살이 빠진다 해도 쉽게 요요현상이 일어난다. 운동 없이 다이어트를 하면 계속 근손실과 요요현상의 악순환에 빠져 점점 다이어트가 더 어려워진다.

유산소 vs 근력운동, 뭐가 더 중요할까?

 유산소 운동 vs 근력 운동 중 무엇이 더 중요할까? 결론부터 말하면 둘 다 필요하다.

 체중 감량이 목표라면 유산소 운동이 더 효과를 보여준

다. 걷기, 달리기, 자전거 타기 같은 유산소 운동은 일정 시간 이상 지속하면 저장된 지방을 에너지로 사용한다. 그래서 유산소 운동 후에는 체중이 줄었다는 느낌을 받기 쉽다.

하지만 근력 운동은 장기적인 변화에서 중요하다. 근력 운동은 감량 효과는 상대적으로 느리지만, 기초대사량을 높여 살이 잘 찌지 않는 몸을 만든다. 기초대사량은 가만히 있어도 소비되는 에너지 양으로, 이 수치가 높을수록 몸은 더 많은 에너지를 소모한다. 또, 근육은 지방보다 무겁고 부피가 작아 같은 몸무게라도 더 날씬하고 건강해 보이는 외적 효과도 있다.

유산소 운동은 지방을 태우고 체력을 높이며, 근력 운동은 근육을 늘리고 기초대사량을 높인다. 다이어트의 궁극적 목표는 단기 감량이 아닌 살이 안 찌는 건강한 몸을 만드는 것이다. 결국, 유산소와 근력 운동을 함께하는 것이 장기적인 다이어트를 성공으로 이어진다.

운동이 다이어트 역할

운동으로 단기적으로는 체중 변화가 크지 않을 수 있다. 하지만 장기적으로는 체형 유지와 요요 예방에 결정적인 역할을 한다. 운동은 기초대사량을 높여 다이어트 후에도 쉽게 살이 찌지 않는 몸을 만든다. 기초대사량이 높을수록 음식이 에너지로 잘 쓰이고 지방으로 저장되는 것을 막아준다.

운동은 탄탄한 몸매 유지시킨다. 체중이 같아도 운동을 병행한 사람은 훨씬 탄탄하고 보기 좋은 몸이 된다. 근육이 있어야 군살 없는 몸이 유지된다. 게다가 운동은 스트레스를 해소시킨다. 운동은 코르티솔(스트레스 호르몬) 수치를 낮추고, 세로토닌과 도파민을 증가시켜 기분을 좋게 만든다.

운동은 수면의 질을 좋게 한다. 수면이 좋아지면 식욕도 줄고, 호르몬 균형도 안정된다. 간헐적 단식 중에는 근육이 줄기 쉽다. 운동을 병행하면 근손실 없이 지방만 감량하는 결정적 역할을 한다.

다이어트 중 운동 실수
* 무리하게 처음부터 매일 3시간 이상 운동 → 오래 못 간다.
* 근력운동은 무겁고 어렵다며 유산소만 함 → 근손실 발생
* 운동했으니 많이 먹어도 된다고 생각 → 체중 증가
* 체중만 보고 운동 효과 판단 → 눈바디가 더 정확

운동을 싫어하는 사람이라면 처음에는 가볍게 시작해야 한다. 헬스장에 2시간씩 한다가 아니라 헬스장 문에 들어간다는 마음으로 운동에 적응한다. 조금씩 힘든 운동으로 전환하면 된다. 중요한 것은 운동을 꾸준히 해서 몸에 익혀 습관으로 만드는 것이다.

결론

다이어트는 식단이 핵심, 운동은 완성이다. 운동은 살을 뺀다기 보다 살이 찌지 않는 몸, 건강한 몸을 만드는 일이다. 운동하면 자존감이 생기고 다이어트 멘탈도 잡아준다.

> 나는 아킬레스건 파열로 운동하지 않았다.
> 운동이 너무 재미없기도 했다.
> PT를 등록하고 돈이 아까워서 가기 시작했다.
> PT선생님께 운동을 배우면서 조금씩 성장하는 재미를 느끼기 시작했다. 지금은 운동 며칠만 안 해도 몸이 뻐근해서 가고 싶다. 지금도 주 3회 꾸준히 운동하고 있다.

스트레스 관리
: Stress management

 나쁜 음식을 줄이고, 운동까지 열심히 하는데도 살이 빠지지 않을 때가 있다. 그 이유 중 하나는 '스트레스' 때문이다. 몸은 스트레스를 위협으로 인식해서 생존을 위해 에너지를 저장하고 지방을 지킨다. 그래서 스트레스가 쌓일수록 살은 빠지지 않고, 오히려 더 찌기 쉽다. 스트레스는 다이어트의 방해꾼일 뿐 아니라, 만병의 근원이 되어 건강까지 해친다.

만성 스트레스가 살찌는 체질로 만든다.

스트레스를 받으면 식욕이 증가한다. 그 이유는 스트레스 호르몬인 '코르티솔' 때문이다. 코르티솔은 스트레스 상황에서 분비되어 에너지가 부족할 때 근육 단백질을 아미노산으로 분해한다. 이 아미노산은 간에서 당신생(gluconeogenesis)을 통해 포도당으로 전환된다. 이렇게 만들어진 포도당은 혈당을 높이고 인슐린 분비를 유도한다.

짧은 스트레스는 큰 문제가 되지 않지만, 아침부터 밤까지 이어지는 만성 스트레스는 다르다. 코르티솔이 지속적으로 분비되면 인슐린이 계속 자극되고, 결국 '인슐린 저항성'이 생긴다.

그 결과, 몸은 지방을 더 쉽게 저장하는 체질로 바뀌고 근손실이 일어나며 수면의 질도 떨어진다. 건강하고 살을 빼기 위해서는 식단과 운동뿐 아니라 스트레스도 함께 관리해야 한다.

스트레스는 나쁜 음식을 당긴다.

스트레스를 받으면 단 음식이나 짠 음식이 당긴다. 이는 뇌가 스트레스가 발생하면 도파민 욕구가 증가하기 때문이다. 도파민은 초콜릿, 튀김, 빵 같은 자극적이고 고열량 음식에서 쉽게 분비된다. 이런 음식을 먹으면 뇌는 잠시 안정감을 느끼지만, 곧 사라지고 다시 자극적인 음식을 찾게 된다.

또 스트레스를 받으면 잠이 잘 오지 않는다. 수면이 부족하면 식욕을 조절하는 렙틴(포만감 호르몬)은 줄고, 배고픔을 유발하는 그렐린(배고픔 호르몬)은 늘어난다. 이로 인해 배가 고프지 않아도 배고픈 것처럼 허기를 더 쉽게 느낀다.

결국 나쁜 음식을 먹고 폭식이나 야식으로 이어진다. 이 습관은 다시 스트레스를 유발하고 수면 부족으로 이어져 악순환으로 반복된다.

스트레스 해소를 먹는 걸로 하지 마라

회식, 폭식, 야식, 폭음 등은 먹는 것으로 스트레스 해소하려는 경우가 많다. 순간적으로 스트레스가 풀리는 듯하지만, 실상은 몸도 무겁고 마음도 더 우울해진다. 실상은 스트레스 해소가 아니라 스트레스를 덧씌우는 것이다. 잘못된 스트레스 해소는 건강을 해치고 체중 증가로 이어진다.

스트레스를 운동으로 풀면 다르다. 운동을 통해 몸을 움직이면 도파민이 분비된다. 또 기분도 좋아지고, 근손실을 지키거나 근육량을 늘릴 수도 있다. 산책, 스트레칭, 유산소 운동 등 무리하지 않는 운동부터 시작해도 된다.

또 다른 방법은 좋은 수면이다. 밤 11시 이전에 잠들어 하루 7~8시간 이상 자면 코르티솔 수치가 안정되고, 렙틴과 그렐린의 균형이 회복된다. 잠을 잘 자면 스트레스가 줄고, 이로 인해 숙면에도 도움이 된다.

결론

스트레스를 제대로 다스려야 몸도 가벼워지고 마음도 회복된다. 먹는 것으로 해소하려 하지 말고, 운동과 수면으로 건강하게 스트레스를 관리해야 한다. 스트레스를 잘 관리하면 건강은 더 좋아지고 다이어트는 쉬워진다.

> 💬 나도 스트레스를 받으면 폭식이나 과음으로 풀었었다. 이 방법은 순간적으로 좋았으나 결국 몸이 망가지는 것이라는 것을 깨달았다. 주 3회 이상 운동과 잠을 통해서 스트레스를 관리했더니 몸무게가 줄어들기 시작했다.

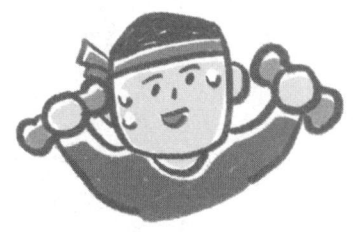

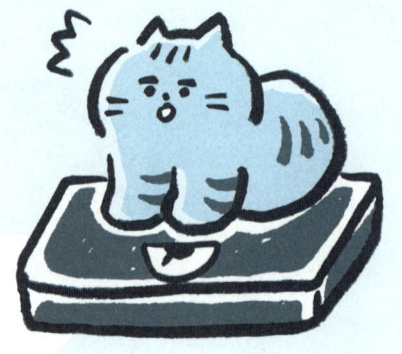

Part 3

작지만 사소한 다이어트 꿀팁 63가지!

단순히 살이 빠진 것이 아니라, 몸이 가벼워지고, 머리가 맑아지고, 삶이 바뀐다. 다이어트의 핵심은 '몸을 더 건강한 방향으로 바꾸는 것'이다.

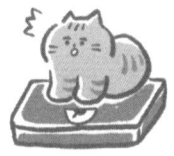

1. 체성분(인바디)을 측정하라!

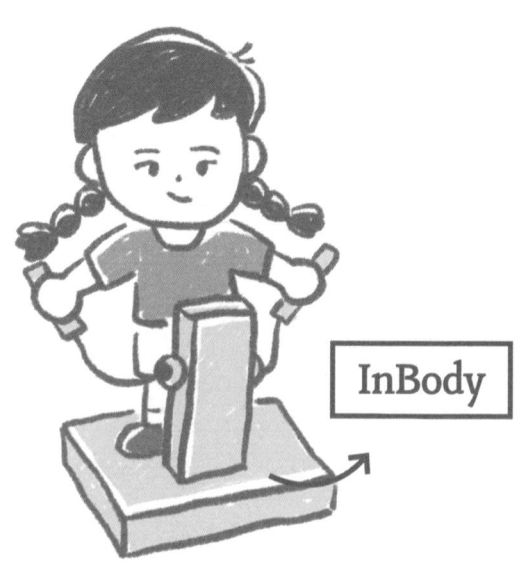

다이어트를 시작하면 무작정 먹을 것을 줄이거나 운동부터 시작하기 마련이다. 본격적인 다이어트 시작하기 전 먼저 내 현재 상태를 객관적으로 파악하는 것이 중요하다. 현재의 몸 상태를 정확히 파악하고, 그 데이터를 바탕으로 자신에게 맞는 계획을 세워야 한다. 자신의 체성분은 체성분 분석기(BIA, Bioelectrical Impedance Analysis / 이하 인바디)로 측정할 수 있다.

지역 보건소에서는 대부분 무료(일부는 1,000원 정도)로 인바디 측정을 제공한다. 보건소에 따라 관내 주민만 이용할 수 있거나, 사전 예약이 필요한 경우도 있다. 가까운 보건소에 전화해 인바디 측정 가능 여부와 시간대를 확인한 뒤 방문하면 된다. 헬스장이나 운동센터, 국민체력100 체력증진센터, 행정복지센터(주민센터), 근로자건강센터 등에서도 인바디 측정이 가능하다.

인바디는 단순히 몸무게만 보는 것이 아니라 체지방량, 근육량, 내장지방 수치, 기초대사량 등을 보여준다. 이러한 정보는 어떻게 다이어트를 해야 할지 방향을 잡는 데 유용하다. 예를 들어, 기초대사량과 근육량이 부족한 사람은 단순한 유산소 운동보다 단백질 섭취와 근력운동이 병행되어야 한다. 내장지방 수치가 높은 사람은 식단 조절과 유산소 운동을 함께 하는 방향을 잡을 수 있다.

   인바디는 다이어트의 방향을 알려주는 나침반이다. 다이어트 중에는 근손실이 발생할 수 있어, 일주일 간격으로 인바디를 측정하는 것을 추천한다. 내 몸을 제대로 알아야 다이어트의 방향을 잡고, 건강하게 다이어트에 성공할 수 있다.

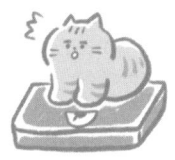

2. 눈바디(전신 사진) 찍기

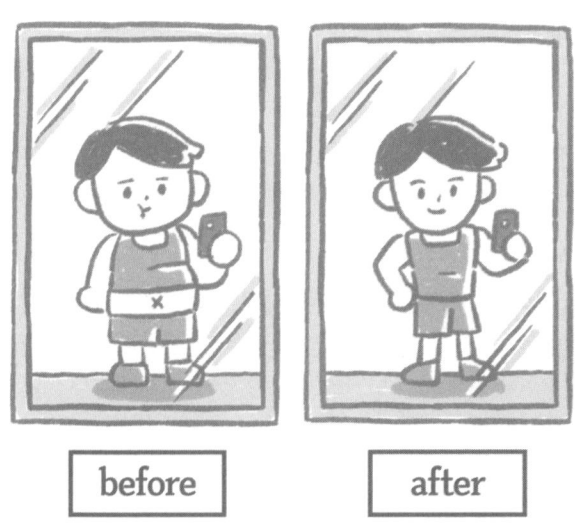

 다이어트를 시작할 때 해야 할 일 또 하나는 눈바디, 전신 사진을 찍는 것이다. 눈바디란 체중계 숫자가 아닌, '눈으로 보는 내 몸의 변화'를 기록하는 방식이다.

- 정면
- 측면
- 후면
- 팔을 벌린 자세 등

최소 2장 이상 촬영하는 것이 좋다. 다음에도 같은 장소, 같은 옷, 같은 자세에서 찍을 수 있는 곳을 선정한다. 같은 장소와 같은 옷이면 비교가 쉽고, 미세한 변화도 확인할 수 있다.

대부분 사람들은 체중계 숫자에만 매달린다. 몇백 그램이 늘었는지, 어제보다 얼마나 줄었는지를 확인하면서 하루 기분을 좌우한다. 하지만 체중은 단순히 '지방'의 무게만을 의미하지 않는다. 수분량, 식사 시점, 생리 주기, 근육량, 수면 상태 등 다양한 요인에 의해 숫자는 쉽게 오르내린다.

다이어트를 하다 보면 근육이 늘고 지방이 줄어들어 몸은 탄탄해졌는데도 체중이 줄지 않는 경우가 많다. 이때 눈바디는 정직한 지표가 된다. 숫자보다 훨씬 더 시각적이고 현실적인 변화를 보여준다. 예를 들어, 허벅지가 날씬해졌고, 뱃살이 줄며, 어깨선이 살아난 것을 눈으로 직접 확인할 수 있다. 체중은 그대로여도 "분명히 변화하고 있구나"라는 확신을 준다. 작은 시각적 변화가 다이어트를 지속하는 원동력이 된다.

내 눈으로 나의 몸을 인식하고, 내 눈으로 나의 변화를 확인하자. 이것이 다이어트를 성공으로 이끄는 동기가 된다.

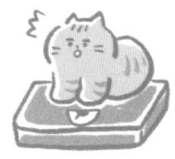

3. 장내 유익균을 높이기

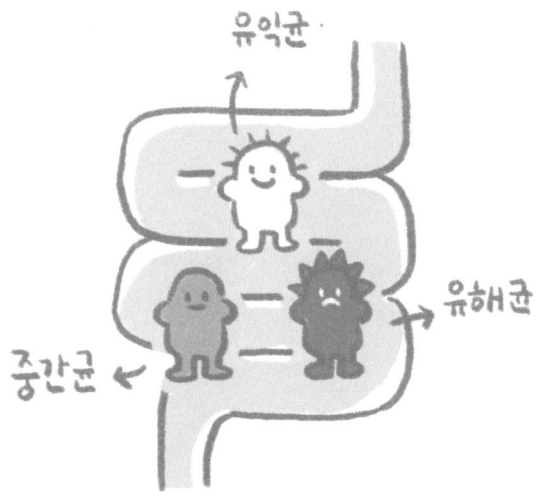

<EBS 다이어트 혁명 0.5% 비밀 : 3부 비만 폭탄 유전자의 비밀>에서는 같은 유전자를 가진 일란성 쌍둥이 자매의 극명한 체형 차이를 보여준다. 쌍둥이 언니 (한경민, 156cm, 67kg)과

동생 (한경화, 156cm, 49kg)은 몸무게가 18kg 차이가 있었다.

같은 유전자임에도 다른 이유는 바로 장내 미생물(마이크로바이옴)의 차이였다. 언니는 유해균이 높게 나왔고, 날씬한 동생은 유익균이 높게 나왔다. 이 사례를 통해 체형은 유전자로 정해지는 것 같지만, 실제로는 장내 미생물에 따라 달라진다는 것을 알 수 있다.

장의 역할은 단순히 음식을 소화하는 기관이 아니다. 뇌와 직접 연결되어 감정과 식욕에 영향을 준다. 장 안에는 몇 십 조 개가 넘는 세균이 살며, 이들은 유익균, 중간균, 유해균으로 크게 나뉜다.

유익균이 많아야 체중조절이 쉬운 몸이 된다. 유익균은 염증을 줄이고, 포만감을 늘리는 GLP-1 호르몬을 증가시킨다. 반대로 유해균이 많으면 체중조절이 어려운 몸이 된다. 유해균은 염증을 발생시키고 그렐린(배고픔 호르몬)을 과도하게 분비해 폭식을 부른다. 유해균이 좋아하는 음식은 나쁜 음식(설·밀·술·튀·초·나·담)이 주를 이룬다. 이러한 이유로도 나쁜 음식은 최대한 피해야 한다.

장에 유익균이 많아지면 살도 빠지고, 피부도 맑아지고, 기분도 좋아진다. 장내 유익균이 많아지면 질수록 다이어트는 쉬워진다.

장 건강, 유익균을 늘리는 5가지 습관

1. 유산균을 꾸준히 먹기. (김치, 청국장, 된장 등 발효식품)
2. 식이섬유를 매끼 섭취하기(복합탄수화물과 채소)
3. 나쁜 음식(설·밀·술·튀·초·나·담)을 피하기
4. 매일 같은 시간에 배변하기
5. 충분한 수면하기(7~8시간)

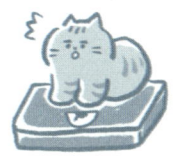

4. 내 입에 맛있는 채소를 찾기!

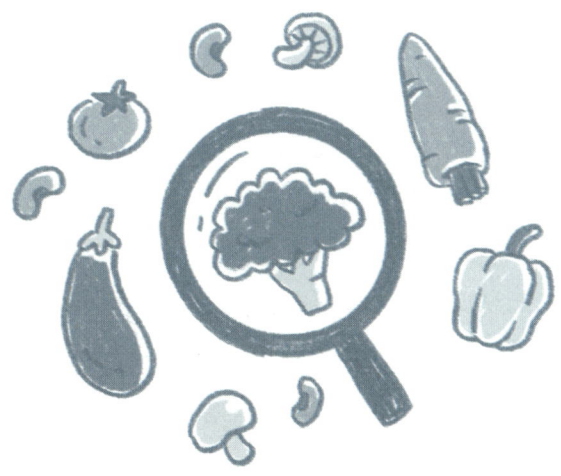

 '설·밀·술·튀·초·나·담을 제외하고 잘 먹어라'라고 말하면 "그러면 먹을게 하나도 없다"라는 말을 가장 많이 한다. 나 또한 그렇게 생각했다. 내 입맛에 맞는 채소를 찾기 시작하면서 선택지가 많다는 것을 알게 되었다.

잘 먹기 위한 방법 중 '채소'는 단연 으뜸이다. 채소는 식이섬유가 풍부해 위를 채우고, 포만감을 오래 유지시킨다. 혈당을 천천히 올려 인슐린 분비를 줄여준다. 식이섬유는 장에서 GLP-1 호르몬을 늘려준다. 이 GLP-1 호르몬은 위고비와 삭센다 같은 다이어트 약의 핵심 원리다. 채소만 잘 먹어도 자연스럽게 GLP-1이 늘어 식욕은 줄고 살은 빠진다.

문제는 많은 사람이 채소를 맛없다고 느낀다는 점이다. 나도 쓴맛과 풀 향을 싫어해서 채소를 피했었다. 채소는 다이어트에 꼭 필요한 음식이었기에 여러 채소를 조금씩 맛보다 보니 내 입맛에 맞는 채소들이 있었다.

거부감이 없는 채소부터 시작하다 보니 내 입맛을 알게 되었다. 나는 향이 강하고 물컹물컹한 채소를 싫어했고, 향이 약하고 식감이 아삭한 채소를 좋아한다는 것을 알았다. 내 입맛에 맞는 채소 중심으로 먹다 보니 점점 다양한 채소로 넓힐 수 있었다. 평소에 브로콜리를 쳐다보지도 않았던 내가 브로콜리가 맛있다는 것을 알게 되었다.

생으로 먹기 어려운 사람은 조리해서 먹어보자. 조리에 따라 채소의 맛이 달라진다. 날로 먹으면 쌉쌀하지만, 살짝 데치면 달콤해진다. 기름에 볶으면 고소하고, 구우면 진한 풍미가 생긴다. 같은 브로콜리라도 데쳐서 소금 살짝 뿌리면 단맛이 올라온다. 시금치도 날로는 풋내가 나지만 데치면 깊은 감칠맛이 난다.

다이어트는 '나쁜 음식으로 덜 먹는 것'이 아니라 좋은 음식을 '포만감 있게 잘 먹는 것'이 중요하다. 채소를 잘 먹고 즐기기 시작하면 다이어트는 쉬워진다.

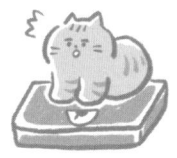

5. 추천 채소 7가지

다이어트에 도움되는 채소 7가지 추천한다. 각각의 채소들을 즐기게 된다면 다이어트가 더 쉬워진다.

1. 브로콜리 : 포만감과 항산화의 핵심

브로콜리는 식이섬유가 풍부해 포만감이 오래가고 혈당을 천천히 올린다. 인슐린 저항성을 개선하는 데도 효과적이다. 데치거나 구우면 쓴맛은 줄고 단맛은 살아난다.

2. 시금치 : 혈당 조절과 철분 공급

시금치는 엽산, 철분이 풍부하고 칼로리는 매우 낮다. 혈당을 천천히 올려 인슐린 분비를 자극하지 않는다. 데치기만 해도 맛있고 활용도도 높다.

3. 양배추 : 속 편한 다이어트 채소

양배추는 위를 보호하고, 식이섬유가 많아 장 건강에도 좋다. 씹는 시간이 길어 자연스럽게 식사량이 줄고, 포만감은 오래간다. 쌈채소로 활용하면 질리지 않는다.

4. 당근 : 단맛으로 군것질 대체

당근은 베타카로틴이 풍부한 항산화 채소다. 익히면 단맛이 강해져 간식 욕구를 줄이는 데 도움이 된다. 식사 전에 몇 조각만 먹어도 식사량이 자연스럽게 줄어든다. 당근 라페로 만들어 먹어도 좋다.

5. 피망 : 보기 좋고 맛도 좋은 비타민 채소

비타민 C가 풍부하고 항산화 효과도 뛰어나다. 볶음이나 샐러드로 활용하기 쉬우며, 식욕도 조절해 준다. 색감까지 좋아 다이어트 식단에 생기를 준다.

6. 파프리카 : 보기도 좋고 식감도 좋은 비타민 채소

칼로리가 낮고 비타민 C가 매우 풍부한 채소다. 단맛이 있어 다이어트 중에도 맛있게 먹을 수 있다. 식이섬유도 많다. 생으로 먹거나 샐러드, 볶음 요리에 활용하면 좋다.

7. 버섯 : 칼로리는 낮고 식감은 풍부

버섯은 엄밀히 말하면 채소가 아니라 균류이지만, 다이어트에 도움이 된다. 칼로리가 거의 없지만 씹는 식감이 좋아 포만감을 높인다.

이외에 오이, 가지, 청경채, 콜리플라워, 아스파라거스, 우엉, 애호박, 샐러리 등이 있다. 다양한 채소들을 활용하면 질리지 않고 계속 먹을 수 있다. 채소가 맛있어지면 다이어트는 쉬워진다.

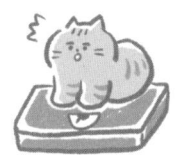

6. 맛있는 소스와 함께 채소 먹기!

채소는 다이어트 음식의 기본이며 다양한 영양소를 공급한다. 하지만 문제는 맛있다고 느끼는 데 시간이 오래 걸린다. 처음에는 맛이 싱겁고 풀 냄새가 나서 쉽게 익히기 어렵다. 이런 채소를 맛있게 먹는 또 하나의 방법은 '맛있는 소스'를 곁들이는 것이다.

맛은 채소보다 소스가 좌우하는 경우가 많다. 어떤 소스를 쓰느냐에 따라 도움이 될 수도, 폭식 유발 시킬 수도 있다. 마요네즈, 크림소스, 너무 달콤한 드레싱은 몸에 나쁘고, 당 함량이 높다. 이런 소스는 가급적 피해야 한다. (만약, 채소만 계속 먹을 수 있다면 초반에는 이런 소스도 조금 먹어도 괜찮다.) **소스를 먹을 때는 부어먹지 말고 찍어 먹으면 좋다.** 부어 먹으면 더 많은 당이나 더 많은 나쁜 기름을 섭취할 수 있기 때문이다.

이 단계를 넘어서면 좋은 소스를 사용하는 것이 좋다. 좋은 소스의 기준은 단순하다. 당이 적고, 불포화지방산이 풍부하며, 맛있어야 한다. 이 조건을 대표 소스가 '올리브유 기반 소스'다.

올리브유 1스푼, 발사믹 식초 1스푼, 소금 한 꼬집, 후추 약간만 섞으면 훌륭한 드레싱이 된다. 가볍고, 산뜻하고, 기름지지 않아 이탈리아 사람들은 이 조합으로 샐러드를 먹는다. 올리브유가 혈당을 안정시키고 포만감을 오래 유지시킨다.

레몬즙과 간장, 참기름을 섞으면 동양식 드레싱이 된다. 들기름이나 아보카도유도 좋다. 이런 기름은 좋은 지방이 많아 뇌와 호르몬 건강에도 이롭다. 식초 대신 요거트를 넣으면 크리미하면서도 가벼운 맛이 난다. 여기에 다진 마늘과 머스터드를 약간 더하면 감칠맛이 살아난다.

    소스를 직접 만들기 어렵다면 시판 소스 중에서도 '당류 3g 이하, 지방 10g 이하, 나트륨 300mg 이하' 기준으로 골라보자. 건강한 소스는 드물지만, 찾으면 평생 쓸 수 있는 다이어트 무기가 된다.

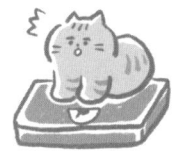

7. 단백질 잘 챙겨 먹기!

　단백질은 위에 오래 머물러 포만감을 지속시켜 준다. 포만감이 유지되면 자연스럽게 간식이 줄고, 폭식도 줄어든다. 또한 단백질은 근육을 보호해 기초대사량을 유지한다. 피부, 머리카락, 손톱, 효소, 호르몬 등 우리 몸을 구성하는 모든 세포와 조직의 핵심 성분이 바로 단백질이다. 충분한 단백질 섭취는 신체 기능을 원활하게 하고, 면역력을 높이는 데에도 도움이 된다. 단백질을 꾸준히 챙겨 먹으면 다이어트는 쉬워진다.

단백질 섭취가 부족하면 몸은 필요한 아미노산을 얻기 위해 근육을 분해해서 근손실이 있을 수 있다. 근손실이 생기면 기초대사량은 떨어지고, 요요현상이 쉽게 일어난다.

단백질은 크게 동물성 단백질과 식물성 단백질로 나눌 수 있다. 동물성 단백질은 흡수율이 높고 필수 아미노산이 골고루 들어있다. 동물성 단백질로는 달걀, 닭가슴살, 생선, 소고기, 그릭요거트, 우유 등이 있다. 달걀은 가격 대비 효율이 좋고, 조리도 쉬워 매일 먹기 좋다. 닭가슴살은 지방이 적고 단백질이 풍부해 다이어트 식단에 많이 쓰인다. 생선은 오메가3처럼 좋은 지방도 함께 들어있어 좋다.

식물성 단백질은 섬유질과 식이섬유가 함께 들어 있어 포만감을 더해준다. 콩, 두부, 병아리콩, 렌틸콩 등이 있다. 두부는 부담 없이 먹기 좋고, 다양한 요리에 활용 가능하다. 렌틸콩은 삶기만 해도 바로 먹을 수 있어 간편하다.

단백질은 끼니마다 20~40g 나눠 먹어야 흡수율이 좋다. 물 충분히 마시고, 식이섬유 함께 먹으면 더 좋다. 단백질도 너무 과하게 먹으면 신장에 좋지 않다. 매 끼니 단백질의 비율을 적절히 맞추며 식단을 구성하는 것이 중요하다. 균형 잡힌 식단은 몸의 조화를 이루게 하고, 건강한 체질을 만들어 준다.

단백질 섭취 권장량!

기본 권장량 : 체중 1kg당 0.8g
다이어트 중 : 체중 1kg당 1.2~1.6g
운동 병행 시 : 체중 1kg당 1.6~2.2g

ex) 체중 70kg인 사람 => 하루 56g(평소)
약 98g(다이어트 중), 약 126g(운동 병행)

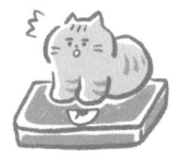

8. 추천 단백질 8가지

단백질은 몸을 구성하는 핵심 재료이며 충분히 섭취하면 다이어트가 한결 쉬워진다. 단백질은 크게 식물성 단백질과 동물성 단백질로 나뉜다. 다이어트할 때는 두 가지 단백질을 균형 있게 섭취하는 것이 중요하다.

1. 달걀 : 가성비 좋은 단백질 식품이다. 흰자는 대부분 단백질이고, 노른자는 비타민과 미네랄이 들어있다. 삶아서

이동시에도 섭취하기 좋다. 같은 양의 메추리알로도 대신해 섭취할 수 있다.

2. 닭가슴살 : 지방이 거의 없고 단백질 함량이 높다. 다이어트 식단에 가장 자주 등장한다. 삶거나 에어프라이어에 구워 먹으면 담백하고 포만감도 크다. 다양한 소스와 곁들여 지루하지 않게 먹을 수 있다.

3. 두부 : 식물성 단백질 중 가장 활용도가 높다. 콩으로 만든 두부는 포만감이 높고 소화도 잘 된다. 조림, 구이, 찌개 등으로 다양하게 요리할 수 있고, 탄수화물이 거의 없어 부담이 없다.

4. 연어 : 단백질뿐 아니라 오메가3가 풍부하고 건강한 지방을 공급해 준다. 구워도 맛있고, 에어프라이어에 돌리면 기름기 없이 담백하게 즐길 수 있다.

5. 소고기 : 훌륭한 고단백 식품이다. 구이보다는 삶거나 찜 형태로 먹는 것이 체중 관리에 더 유리하다. 가격이 상대적으로 비싼 단점이 있다.

6. 렌틸콩 : 삶기만 해도 바로 먹을 수 있는 식물성 단백

질 식품이다. 식이섬유가 풍부해 포만감이 오래가고, 변비에도 효과가 있다. 샐러드에 넣거나 반찬으로 만들어 활용하기 좋다.

7. 병아리콩 : 달콤한 맛이 있어 간식 대용으로도 좋다. 삶아서 허머스로 만들거나, 구워서 간식처럼 먹으면 만족도가 높다. 식물성 단백질 중 포만감이 큰 음식이다.

8. 참치 : 참치는 단백질 함량이 높고 지방이 거의 없는 식품이다. 특히 기름에 든 제품보다 물에 든 참치가 다이어트에 더 적합하다. 참치 통조림 100g에는 약 25g 이상의 단백질이 들어 있으며, 열량은 낮다. 통조림 형태라 보관과 휴대가 간편해 언제 어디서나 단백질을 보충하기 좋다. 식사 중 단백질이 부족하다고 느껴질 때 함께 곁들이면 간편하고 효과적이다.

이 외에도 그릭요거트(무가당), 새우, 두유(무가당), 저지방 우유, 오징어, 홍합 등이 있다. 자연식품 형태의 좋은 단백질을 즐기면 다이어트는 쉬워진다.

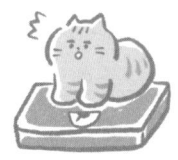

9. 그릭요거트 먹기!

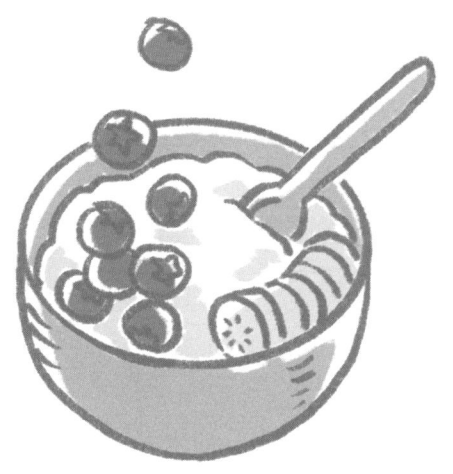

그릭요거트의 도움을 많이 받았다. 포만감과 단백질 함량이 좋아 그릭요거트 덕분에 다이어트를 쉽게 만들 수 있었다. 그릭요거트는 일반 요거트보다 유청이 제거돼 더 꾸덕하고 진하다. 그릭요거트는 100g당 평균 8~10g 이상의 단백질을 제공한다. 위에서 오래 머물고, 포만감을 늘려 식사량을 줄여준다.

설탕이 첨가되지 않은 무가당 그릭요거트를 선택 한다. '플레인'이라 쓰여 있어도 성분표를 확인해야 한다. 원재료명에 정제당, 액상과당, 과일농축액이 들어가면 피하는 것을 추천한다.

그릭요거트에 견과류, 씨앗류, 블루베리 같은 저당 과일 등을 소량 곁들이면 맛과 영양을 모두 챙길 수 있다. 단, 시리얼, 꿀, 말린 과일을 넣으면 당이 급격히 올라가므로 주의해야 한다.

그릭요거트는 장내 유익균을 늘려주고, 배변 활동을 돕는다. 장 건강이 좋아지면 인슐린 저항성이 줄어들고, 다이어트 효과가 올라간다. 복부 지방 감량에 유익한 결과를 보인 연구도 있다.[7]

그릭요거트를 단백질 보충, 간식 대체, 식욕 조절에 쓰면 다이어트가 쉬워진다.

---

7) https://pmc.ncbi.nlm.nih.gov/articles/PMC4856732/

그릭요거트 저렴하게 만들어 먹기

1) 무가당 플레인 요거트 구매
2) 체(거름망) 위에 면보 깐 뒤 요거트 붓기
3) 그릇 위에 올려 냉장고에 6시간 이상 두기
4) 물이 빠지면 따로 보관하기

※ 냉장고 두는 시간에 따라 농도 조절 가능
※ 면보는 다이소에서 구매 가능

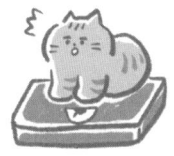

10. 복합 탄수화물을 잘 먹기

탄수화물은 크게 정제 탄수화물과 복합 탄수화물로 나뉜다. 정제 탄수화물은 밀가루, 흰쌀, 흰빵처럼 식이섬유와 비타민, 미네랄이 제거된 가공된 형태다. 정제 탄수화물은 혈당을 급격하게 올려 인슐린을 자극하고 인슐린 저항성의 원인이 된다. 정제 탄수화물을 계속 섭취하면 살이 찌는 체질이 된다. 반면 복합 탄수화물은 현미, 귀리, 고구마, 통밀빵, 콩류처럼 자연 상태에 가까워 영양이 풍부하고 포만감도 오래간다. 정제 탄수화물은 줄이고, 복합 탄수화물을 늘려야 한다.

복합 탄수화물은 식이섬유가 풍부해 소화·흡수가 천천히 되어 혈당을 서서히 올린다. 복합 탄수화물의 식이섬유는 유익균의 먹이가 되어 장 건강에 도움이 되고 식욕도 안정된다. 식이섬유는 물을 흡수하여 팽창하는 성질이 있어 위장 내에서 부피를 늘린다. 이로 인해 포만감을 느껴 먹는 양을 줄이고, 군것질 욕구도 자연스럽게 줄인다.

평소 정제 탄수화물의 식단을 복합 탄수화물로 바꿀 수 있다. 흰쌀밥은 현미밥이나 보리밥으로 바꿀 수 있고, 밀가루면은 통밀면이나 곤약면으로 바꾸면 된다. 간식은 초가공식품에서 고구마, 단호박, 삶은 옥수수처럼 자연식 복합 탄수화물로 바꿀 수 있다. 이렇게 바꾸면 하루 식단이 더 건강해지고 체중 증가도 막을 수 있다.

주의할 점은 겉보기에는 건강해 보여도 알고 보면 정제 탄수화물인 제품들이다. 시리얼, 에너지바, 다이어트 도시락, 건강빵이라는 이름으로 팔리는 제품 대부분이 정제당, 액상과당, 밀가루로 만들어진 경우가 많다. 성분표에서 원재료명을 확인하고 섭취하는 것을 추천한다. 성분표에 당류, 정제당, 밀가루 등 나쁜 성분이 앞쪽에 있다면 피하는 것이 좋다.

복합 탄수화물로 '적게 먹는 다이어트'가 아니라 '잘 먹는 다이어트'로 바꿀 수 있다.

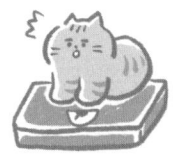

11. 복합 탄수화물 추천 5가지

　복합 탄수화물은 혈당을 천천히 올리고, 포만감도 오래 유지시킨다. 복합 탄수화물의 식이섬유는 장내 유익균의 먹이가 되어 다이어트에 도움이 된다. 아래는 다이어트에 좋은 복합 탄수화물 5가지이다.

　1. 현미 : 도정되지 않은 쌀이다. 식이섬유가 풍부하고, 인슐린 저항성을 개선하는 데 도움된다. 백미보다 혈당을 천천

히 올린다. 포만감도 오래간다. 현미의 식감이 불편하다면, 흰쌀과 섞어 먹으며 서서히 현미의 비율을 늘려가면 된다.

  2. 오트밀(귀리) : 식이섬유 중 베타글루칸이 풍부해 포만감을 높인다. 아침 식사 대용으로 좋으며, 설탕이 없는 오트밀을 선택하는 것이 좋다.

  3. 콩류 : 렌틸콩, 병아리콩, 검정콩, 서리태, 강낭콩 등은 혈당을 천천히 올리고, 포만감도 오래간다. 렌틸콩은 단백질 함량이 높고, 병아리콩은 식이섬유와 철분이 풍부하다. 서리태는 안토시아닌 성분이 많아 건강에도 좋다. 콩류는 삶아서 샐러드에 함께 먹거나, 밥에 섞어 혼식하기도 좋다.

  4. 단호박 : 단호박은 천천히 소화돼 혈당을 급격히 올리지 않는다. 당분이 있지만 식이섬유, 베타카로틴, 비타민 C가 함께 들어 있어 적당량 먹으면 이롭다. 삶거나 찐 단호박은 부드럽고 포만감이 커서 간식 대용으로 좋다.

  5. 고구마 : 천천히 소화되며 혈당을 안정시킨다. 비타민 A, 칼륨, 식이섬유가 풍부하다. 다이어트 중에도 포만감을 주는 대표 복합 탄수화물이다. 단, 고구마는 구워 먹으면 혈당지수가 상승하므로 생으로 먹거나 삶아 먹는 것이 좋다.

이외 퀴노아, 메밀, 보리, 수수, 율무, 잡곡밥, 옥수수, 감자 등 복합탄수화물을 추천한다. 이 곡물들의 공통점은 가공이 적고, 자연 그대로에 가깝다는 점이다. 정제 탄수화물을 복합 탄수화물로 바꾸면 다이어트는 쉬워진다.

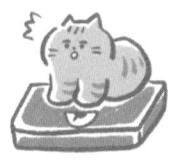

12. 매일 몸무게를 측정하라!

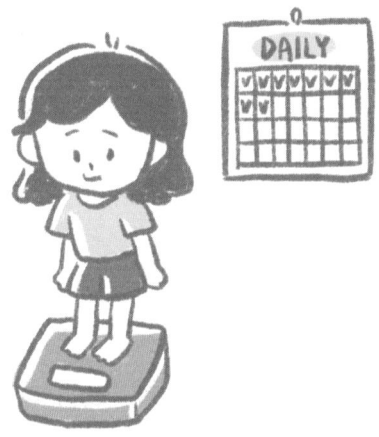

다이어트를 한다면 매일 몸무게를 측정한다. 체중계 위에 올라가는 건 솔직히 기분 좋은 일이 아니다. 나는 최대한 매일 같은 시간, 같은 조건에서 몸무게를 쟀다. 아침에 일어나 공복 상태에 화장실을 다녀온 후 재는 걸 기준으로 삼았다. 그렇게 한 달, 두 달, 세 달이 지나면서 체중은 조금씩 내려갔다. 내 인생에서 처음으로 "살이 빠지는구나"라는 걸 숫자로 체감했다.

단순히 몸무게를 쟀을 뿐만 아니라, 그걸 기록했다. 나만의 몸무게 히스토리를 남겼다. 일희일비가 아니라 장기적인 추세를 읽는 눈이 생겼다. 매일 체중을 재는 것은 단순히 숫자를 확인하는 일이 아니다. 그것은 '내 몸에 대한 인식'을 높이고 '다이어트를 점검하는 루틴'이 된다.

그룹 1: 매일 체중 측정
그룹 2: 주 1회 체중 측정
그룹 3: 월 1회 체중 측정

매일 체중을 측정한 그룹의 사람들이 가장 많이 감량했고, 그들의 식단 조절과 자기 통제 능력도 더 뛰어났다. 연구자들은 그 이유를 **'자기감찰(Self-monitoring)'** 효과라고 설명한다.

매일 체중을 측정하면 내 몸의 상태를 피드백 받는다. 이를 통해 자연스럽게 식사나 활동을 조절하게 된다는 것이다. 체중이 조금만 올라가도 '어제 뭐 잘못 먹었지?' 하며 반성하게 되고, 줄어들면 '계속 해야겠다!'라는 동기를 얻는다.

단, 몸무게 숫자에 집착하면 안 된다. 체중은 수분, 식사, 생리 주기 등 다양한 요인에 따라 하루에도 1~2kg씩 변한다. 몸무게는 관리의 대상으로 체크하면 된다. 주기적으로 인바디(체성분)를 측정해 근손실 여부를 확인하는 것이 좋다. 중요한 것은 체중의 숫자가 아니라 건강한 몸이 되는 것이다. 체중 측정은 작은 변화의 시작이며, 이 단순한 습관이 다이어트의 작은 원동력이 된다.

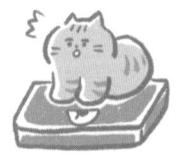

13. 다이어트는 3일이 가장 힘들다

　다이어트의 초반 3일은 누구에게나 큰 고비다. 처음 며칠은 허기와 싸워야 하고, 그동안 익숙했던 나쁜 습관과 작별해야 한다. 단 음식을 줄이고 밀가루, 야식을 끊으면 몸은 갑작스러운 변화에 반발한다. 뇌는 이전의 자극을 그리워하고, 입은 강한 맛을 찾으며 그렐린(배고픔 호르몬)이 상승한다. 그래서 본격적인 다이어트 3일은 유난히 힘들다.

이 3일만 넘기면 신호가 조금씩 바뀐다. 식욕이 줄고, 공복에 익숙해진다. 그렐린의 리듬이 조정되면서 몸은 조금씩 적응한다. 처음엔 견딜 수 없던 허기와 나쁜 습관도 조금씩 사라진다. 1주일이 지나면 단 음식에 대한 갈망도 약해진다. 멈추고 싶던 순간들이 지나면, 가볍고 개운한 몸에 익숙해진다.

일주일이 지나면 살이 빠지는 게 느껴진다. 바지는 약간 헐렁해지고, 몸은 가벼워진다. 1달이 지나면 처음엔 참았던 힘듦이 대부분 사라지고, 다이어트가 쉽다고 느낀다. 3달이 지나면 나쁜 음식 중독에서 벗어나고, 식습관이 대부분 바뀐다. 6달이 지나면 완전히 다이어트에 적응되어 다이어트는 쉬워진다.

다이어트는 의지보다 '적응'이다. 몸은 바뀔 시간이 필요하다. 나도 돌아보면 3일이 가장 힘들었다. 그 다음은 일주일, 한 달이 지나면서 조금 편해지기 시작했다. 1년이 넘은 지금은 의식이 없이도 건강한 음식을 먹고 운동하는 것이 습관이 되었다. 이제 간헐적 단식이 몸에 좋고 편리하다는 것을 깨달았다. 습관을 바꾸는 첫 고비만 넘기면, 이후는 점점 쉬워진다.

"무엇이든 처음에는 어렵지만, 점점 쉬워지게 마련이다"
-페르시아 시인 사디-

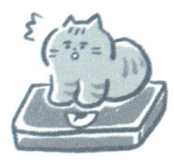

14. 가짜 배고픔과 진짜 배고픔을 구분하라!

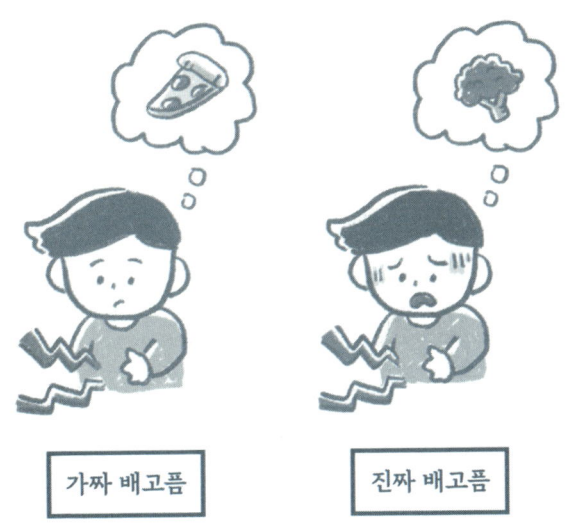

| 가짜 배고픔 | 진짜 배고픔 |

 다이어트에 실패하는 가장 흔한 이유 중 하나는 '배고픔' 때문이다. 하지만 느끼는 배고픔이 모두 진짜일까? 그렇지 않다. 진짜 배고픔은 몸이 에너지를 필요로 할 때 생긴다. 반면,

가짜 배고픔은 감정, 습관, 스트레스, 수면 부족, 또는 단순한 입의 심심함에서 생긴다.

> **가짜 배고픔은 보통 이런 특징**
>
> - 특정 음식이 강하게 당김 (특히 단짠맵 음식, 자극적인 맛)
> - 자극적인 식사한 지 얼마 안 되었는데 배고픔
> - 심심할 때, 스트레스 받을 때
>
> **반면 진짜 배고픔은 이렇게 나타난다.**
>
> - 브로콜리라도 먹고 싶음
> - 물을 마셔도 쉽게 사라지지 않음
> - 식사 후 최소 4시간 이상 지났음

가짜 배고픔은 몸이 아니라 뇌가 만드는 허상이다. 이 허상을 진짜로 믿고 계속 먹다 보면, 인슐린이 과잉 분비되고 지방으로 저장된다. 진짜 배고픔과 가짜 배고픔을 구분할 수 있으면 더 쉽게 다이어트를 성공할 수 있다.

가짜 배고픔을 극복하는 방법
- 물을 한 잔 마시고 10분만 기다리기

-무설탕 껌이나 무설탕 민트 활용
-잠깐 재미있는 일에 집중하기
-무설탕 아메리카노, 무설탕 차 마시기

진짜라면 배고픔이 계속되지만, 가짜라면 사라질 것이다. 이 단순한 구분이 다이어트의 성공과 실패를 가르게 된다.

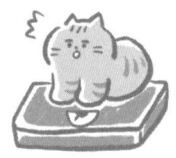

15. 거꾸로 식사법

거꾸로 식사법은 말 그대로 '거꾸로' 먹는 식사법이다. 일반적으로는 밥(탄수화물)부터 먹고, 반찬 및 채소를 먹는다. 하지만 거꾸로 식사법은 그 순서를 바꿔 채소 → 단백질 → 탄수화물 순으로 먹는다.

이렇게 먹는 큰 이유는 혈당 상승을 억제하기 위해서다. 밥부터 먹으면 혈당이 급격히 올라가면서 혈당 스파이크를 만든다. 이로 인해 인슐린이 과도하게 분비된다. 이 인슐린이 남는 포도당을 지방으로 저장한다.

반대로, 먼저 채소를 먹으면 식이섬유가 탄수화물의 흡수를 늦추고, 혈당 상승을 완만하게 만들어 준다. 다음 단백질을 섭취하면 포만감이 더해지고 소화 속도도 느려진다. 마지막에 밥(탄수화물)을 먹으면 이미 어느 정도 배가 차 있기에 자연스럽게 밥의 양도 줄어든다. 덜 먹어도 배가 부르고, 혈당은 천천히 오르고, 인슐린 분비도 줄어든다. 이 모든 것이 살이 덜 찌는 몸의 원리와 연결된다.

2015년 미국 Weill Cornell Medical College 연구도 있다. 제2형 당뇨 환자에게 거꾸로 식사법의 순서로 먹게 했다. 식후 혈당이 30~40% 감소했다. 인슐린 분비량도 낮았다.[8]

거꾸로 식사법은 간단하지만 효과는 크다. 특별한 재료나 조리법이 필요한 것이 아니다. 그저 순서를 바꾸는 것만으로도 혈당 관리, 체중 감량, 포만감 증가, 식욕 억제 등의 효과를 얻을 수 있다. 매끼 식사 때 이 순서만 잘 지켜도 다이어트에 큰 도움이 된다.

---

[8] https://pmc.ncbi.nlm.nih.gov/articles/PMC4876745/

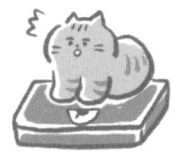

16. 영양 정보표 꼭 확인하고 먹기!

다이어트를 한다면 영양 정보표를 확인하는 습관을 들여야 한다. 앞서 나쁜 음식 '설·밀·술·튀·초·나·담'에 대해서 알아봤다. 이 성분이 최대한 적은 음식을 먹는 것이 핵심이다.

마트나 편의점에서 제품을 고를 때 '저지방', '무설탕'이라는 문구를 모두 믿어서는 안 된다. 제품 뒷면의 영양정보표를 보면 광고 문구와 다른 경우가 많다. '무설탕'이라고 써 있어도 설탕 대신 포도당, 결정과당, 액상과당 같은 정제당이 들어 있을 수 있다.

영양정보	총 내용량 00g 000kcal
총 내용량당	1일 영양성분 기준치에 대한 비율
나트륨 00mg ↓	00%
탄수화물 00g ↓	00%
당류 00g ↓	00%
지방 00g ↓	00%
트랜스지방 00g ↓	00%
포화지방 00g ↓	00%
콜레스테롤 00mg ↓	00%
단백질 00g ↑	00%

1일 영양성분 기준치에 대한 비율 (%) 은 2,000kcal 기준이므로 개인의 필요 열량에 따라 다를 수 있습니다.

영양 정보표에서 꼭 확인해야 할 항목은 다음과 같다.

- 나트륨 : 낮을수록 좋다 : 총 하루 2000mg 이하가 권장

- 탄수화물 : 낮을수록 좋다 : 정제 탄수화물일 때

- 당류 : 낮을수록 좋다 : 기준 섭취량 25g 이하가 좋다.

- 지방 : 낮을수록 좋다. : 포화지방 확인

- 트랜스지방 : 낮을수록 좋다

- 콜레스테롤 : 낮을수록 좋다

- 단백질 : 높을수록 좋다

★ 결론, 단백질을 제외하고 낮을수록 좋다.

특히 '총 내용량당'과 '1회 제공량'을 꼭 확인해야 한다. 이 두 가지를 헷갈리면 영양 성분을 잘못 이해하기 쉽다. 예를 들어 제품 전체가 150g인데, 1회 제공량이 50g으로 표시되어 있다. 성분표에 당류 10g이라고 적혀 있어도, 제품 전체를 다 먹으면 실제로는 당 30g을 섭취하게 된다. 성분표에는 적게 보이지만, 실제로는 훨씬 더 많은 양을 먹게 되는 것이다.

영양 정보표를 보는 습관은 처음엔 번거롭지만, 익숙해지면 몸을 지키는 무기가 된다. 이 습관 하나만 잘 들어도 설탕, 정제 탄수화물, 나쁜 지방의 섭취를 자연스럽게 줄이게 된다. 날씬하고 건강한 몸을 원한다면, 영양 정보표를 확인하고 선별하여 먹는 습관을 가지자!

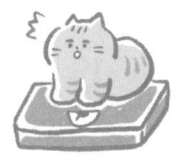

17. 원재료명 확인하고 먹기!

　식품을 먹을 때 '원재료명'을 확인해야 한다. 다이어트는 '무엇을 먹느냐'의 싸움이다. 입에 들어가는 음식 하나하나가 내 몸을 만들고, 살을 찌게 한다. 초가공식품의 대부분은 설탕, 정제탄수화물, 나쁜 지방이 들어간 가짜 음식이다. 그래서 음식을 먹을 때는 제품 앞면의 광고 문구보다, 뒷면의 원재료명을 먼저 봐야 한다.

　제품 겉면에는 '건강한', '저칼로리', '고단백' 같은 문구가 쓰여 있지만 진짜 정보는 뒷면에 적힌 원재료명 속에 있다. 원재료명은 사용량이 많은 순서대로 표시된다. 따라서 첫 번째나 두 번째에 설탕, 밀가루, 시럽, 나쁜 기름 같은 나쁜 재료가 적혀 있다면 그 음식은 피해야 한다. **원재료가 길고 낯선 이름이 많다면 화학 식품일 가능성이 높고 이 음식은 최대한 피한다.**

예를 들어, 단백질 바는 좋은 것 같다. '단백질'이라는 말에 건강식처럼 보이지만 말토덱스트린, 결정과당, 글리세린, 인공감미료 등이 들어간 경우가 많다. 몸에 나쁜 물질이 많이 들어 있는 단백질 바라면 오히려 살을 찌우고 염증을 유발할 수 있다.

다이어트는 칼로리가 전부가 아니다. 같은 열량이라도 어떤 재료에서 왔는지가 훨씬 중요하다. 자연식품에서 온 열량은 에너지로 잘 쓰이고 몸에 좋고, 나쁜 원료는 체지방으로 저장되고 몸을 해친다.

제품의 뒷면의 원재료를 꼭 확인하고 나쁜 음식은 최대한 피하자. 나쁜 음식을 피하면 다이어트는 쉬워진다.

※ (허용량 내에 섭취는 가능하나) 피해야 할 원재료명

말토덱스트린, 소르비톨, 아세설팜K, 아질산나트륨, 아질산칼륨, 아스파탐, 수크랄로스, 아세설팜칼륨, BHA(부틸히드록시아니졸), BHT(부틸히드록시톨루엔), 황색 4호, 적색 2호, 소르빈산, 안식향산나트륨, 팜유, 액상과당, 결정과당, 덱스트린, 글루코 시럽, 옥수수시럽, 맥아시럽, 사카린나트륨, 소르빈산, 프로피온산칼슘, 차아황산나트륨, 이산화황, TBHQ, 팜올레인유, 부분경화유, 쇼트닝 등

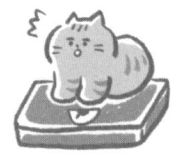

18. 16:8 간헐적 단식하기

하루 24시간 중 16시간은 공복, 8시간은 식사로 운영하는 방법을 '16:8 간헐적 단식(이하 16:8)'이라 한다. 공복 16시간 중 수면이 포함되므로 비교적 실천이 쉽고 지속하기 좋다.

식사 시간(8시간)에는 두 끼 또는 세 끼로 먹을 수 있다. 식사 할 때는 단백질·채소·건강한 지방·복합탄수화물을 중심으로 구성해 하루 필요 영양을 충분히 채우는 것이 핵심이다. 다시 말하지만, 간헐적 단식 적게 먹는 것이 아니라 충분한 영양을 포만감 있게 잘 먹는 것이 핵심이다.

16:8은 크게 두 가지로 나뉠 수 있다.

구분	① 아침 건너뛰기	② 저녁 건너뛰기
공복 시간	밤 8시 ~ 다음날 낮 12시 (16시간)	오후 1시 ~ 다음날 오전 7시 (16시간)
식사 가능 시간	낮 12시 ~ 밤 8시 (8시간)	오전 7시 ~ 오후 1시 (8시간)
첫 끼 시간	낮 12시	오전 7시
마지막 끼 시간	밤 8시 이전	오후 1시 이전
추천 대상	야행성, 아침 식사 부담스러운 사람	아침형, 저녁 식사 자주 거르는 사람
주의할 점	늦은 저녁 폭식 주의	점심 이후 공복 유지 어려울 수 있음

①이 ②보다 상대적으로 쉽다. 저녁에는 변수가 많이 생긴다. 가족끼리 식사가 있거나 회식 등 식사 자리가 생긴다. 아침에는 상대적으로 변수가 적기 때문에 아침을 건너뛰는 방법이 꾸준히 지속하기 쉽다.

연구들과 전문가 의견에 따르면 ②이 ①보다 더 효율적이다. 인슐린 감수성, 혈당 조절, 체중 감량, 혈압 등에서 우위를 보인다는 연구도 있다. 하루 중 이른 시간에 식사

할수록 신체의 생체리듬(서카디안 리듬)에 더 잘 맞다. 저녁 건너뛰는 방식이 공복으로 수면에 들기 때문에 질 좋은 잠을 잘 수 있다.

효과 측면만 본다면 저녁 건너뛰기 방식이 더 좋다. 지속 가능성이 낮다면 아침 건너뛰기가 현실적이다. 자신이 더 하기 쉬운 것을 선택하여 계속하면 된다. [9] [10]

16:8은 잠깐 하는 다이어트가 아니라, 꾸준히 유지하는 생활 습관이다. 회식이나 여행이 있어도 잠시 조정할 뿐, 포기할 이유는 없다. 중요한 건 완벽함이 아니라, 다시 16:8을 실천하면 된다. 가장 기본적인 16:8 간헐적 단식부터 내 몸에 익혀보자.

---

9) https://observatoireprevention.org/en/2024/10/18/intermittent-fasting-skip-breakfast-or-eat-dinner-earlier/
10) https://www.prevention.com/food-nutrition/healthy-eating/a21992175/16-8-diet-benefits/

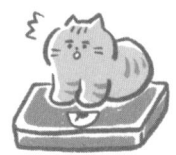

19. 1일 1식
간헐적 단식 (23:1)

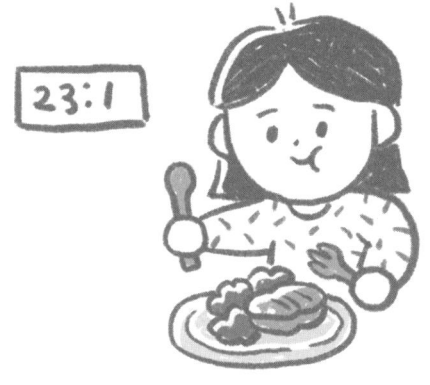

16:8이 익숙해졌다면 1일 1식에 도전할 차례이다. 1일 1식은 '23:1'로도 불린다. 23시간 공복을 유지하고, 1시간 식사시간으로 가진다. 16:8이 익숙해지고 23:1을 하면 '생각보다 어렵지 않네'라 느낄 것이다.

공복 12~16시간부터는 체지방 연소가 본격적으로 활성화된다. 이 시간에는 저장된 지방이 에너지로 사용되며, 다이어트에 도움이 되는 구간이다. 23:1은 공복이 23시간까지 이어지면 체지방 연소가 더 많아진다. 게다가 공복 18시간이 지나면 자가포식(오토파지) 과정이 시작된다. 오토파지는 몸 안의 오래된 세포나 손상된 단백질을 분해해 새로운 세포 생성을 도와 피부, 면역, 세포 노화 방지에도 긍정적인 도움이 된다. (※ 개인차에 따라 시간은 다소 차이가 있다.)

공복 시간대	몸의 변화	설명
0~4시간	소화·흡수	음식 소화, 혈당과 인슐린 상승, 에너지원은 주로 포도당
4~8시간	혈당 안정화, 글리코겐 사용 시작	간과 근육의 글리코겐이 포도당 공급 시작, 인슐린 점차 감소
8~12시간	글리코겐 의존, 지방 연소 준비	글리코겐 사용 지속, 인슐린 더 떨어지고 지방 분해 서서히 증가
12~18시간	지방 연소 시작, 케톤체 생성 시작	체지방이 주요 연료로 활용되기 시작, 소량의 케톤체 생성(일부)
18~20시간	자가포식 일부 활성화	체지방은 계속 연소, 손상된 세포 청소
20~24시간	자가포식, 지방 연소 증가	자가포식 및 지방연소 계속
24시간 이상	지방·케톤 중심 대사 강화	지방 연소, 케톤체가 주요 에너지원 확대 (근손실 및 영양 불균형 위험 주의 필요)

23:1의 한 끼 식사에는 식사 할 때는 최대한 하루에 필요한 영양분과 칼로리를 한 끼에 담아야 한다. 단백질, 복합탄수화물, 건강한 지방, 비타민과 미네랄까지 챙겨 먹는 영양가 높은 식사를 한다.

주의할 점도 있다. 공복 시간이 너무 길어 스트레스를 받거나, 한 끼를 나쁜 음식을 폭식하게 되면 오히려 건강을 해친다. 임산부, 성장기 청소년, 노약자, 당뇨·심혈관질환·위장질환 환자는 전문의 상담 후 시도해야 한다.

처음부터 23:1로 무리하지 말고, 16:8 간헐적 단식을 기본으로 익힌 뒤 하는 것을 추천한다. 운동은 반드시 병행해서 근손실을 예방해야 한다. 1일 1식이 익숙해지면 다이어트는 쉬워지고, 몸은 한결 가벼워진다.

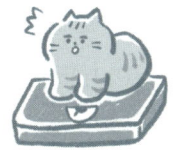

20. 간헐적 단식 중 먹어도 되는 음식

간헐적 단식은 공복을 통해 체지방을 줄이고, 자가포식을 통해 건강에 좋은 영향이 있다는 것을 앞서 알아봤다. 단식이라 해서 음식을 전혀 먹을 수 없는 것은 아니다.

※ 학자마다 공복의 기준은 다르다. 일부 학자는 인슐린 수치가 낮은 상태를 공복으로 보며, 이 경우 소량의 지방은 허용되기도 한다. 반면, '칼로리 섭취 자체'를 공복 깨짐으로 보는 입장도 있다.

간헐적 단식 중 먹어도 되는 음식의 원리는 **'당이 없고, 칼로리가 거의 없고, 인슐린을 자극하지 않는 것'**이라면 먹어도 된다.

물은 공복 유지에 가장 적합한 음식이다. 물은 칼로리가 전혀 없고, 인슐린 분비를 자극하지 않는다. 체내 노폐물 배출과 대사 활성에도 도움을 준다. 수분 부족은 피로, 두통, 변비 등을 유발할 수 있기 때문에 물은 자주, 충분히 마셔야 한다. 미네랄 워터나 약간의 레몬즙을 탄 물, (첨가물 없는) 탄산수도 가능하다.

블랙커피도 가능하다. 설탕, 프림, 시럽이 들어가지 않은 커피여야 한다. 칼로리가 거의 없고, 식욕 억제 효과도 있어 공복 유지에 도움이 된다. 다만 카페인으로 잠을 방해할 수 있으니, 오전에 1~2잔 이내로 제한하는 것을 추천한다.

당분이 없고, 칼로리가 거의 없는 차류(녹차, 우롱차, 보이차, 민들레차 등)도 좋은 선택이다. 이 차는 항산화 성분이 풍부하고 인슐린 자극이 적다. 단, 유자차, 미숫가루 등 당분이 있거나 칼로리가 있는 차는 공복시간에 피해야 한다.

공복 시간이 길어질수록 체내에서 나트륨, 마그네슘, 칼륨 등의 전해질이 빠져나간다. 이 땐 소금 한 꼬집을 물에 타서 마시거나, 무가당 전해질 보충제를 활용할 수도 있다.

무설탕 껌이나 제로 칼로리 음료는 주의가 필요하다. 칼로리는 없어도 단맛이 강하면 인슐린을 자극할 수 있기 때문이다. 단맛은 단맛을 부르기 때문에 입이 당긴다. 따라서 간헐적 단식 중에는 되도록 단맛 자체를 피하는 것이 좋다.

간헐적 단식 중 먹어도 되는 음식으로 허전한 입을 달랠 수 있다. 이 음식들로 공복을 이어가면 다이어트가 조금 더 쉬워진다.

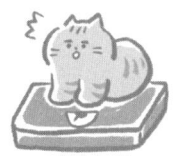

21. 컬러푸드를 먹어라!

알록달록한 음식을 먹는 습관은 단순히 식탁을 화려하게 꾸미는 것만은 아니다. 건강을 지키고 다이어트에도 도움이 되는 방법이다. '컬러푸드(Color Food)'는 음식 본연의 색깔을 통해 좋은 영양소가 담긴 식품을 의미한다. 빨, 주, 노, 초, 보, 흰색, 검정색까지 다양한 색의 음식에는 각각의 좋은 성분과 영양소가 담겨져 있다.

음식을 먹을 때 눈도 즐겁고 몸에도 좋은 컬러푸드로 만들어 먹는다. 만약, 라면을 먹더라도 그냥 먹으면 빨강이 많다. 이 때, 건강한 식품으로 계란(노랑), 파(초록), 김(검정), 참치, 치즈(흰색)을 곁들이면 색이 다양해진다. 색이 많아질수록 영양 균형이 좋아지고 포만감도 높아진다. 이처럼 한 끼 식사에 다양한 색을 추가하는 것만으로도 다이어트 효과를 높일 수 있다. (물론, 라면 자체는 정제탄수화물, 유탕처리 되어 피해야 한다)

색깔	대표 음식	주요 성분	주요 효능
빨강	토마토, 수박, 사과, 파프리카	리코펜, 비타민C	항산화, 피부미용, 심혈관 보호
주황	당근, 호박, 감, 오렌지	베타카로틴, 비타민A	면역력 강화, 눈 건강, 피부 보호
노랑	바나나, 옥수수, 레몬, 파인애플	루테인, 비타민C, 식이섬유	피로 회복, 소화 촉진, 활력 증진
초록	브로콜리, 시금치, 케일, 상추, 오이	엽록소, 식이섬유, 철분	해독, 포만감 증가, 변비 예방
보라	블루베리, 가지, 자색 양배추, 포도	안토시아닌	노화 예방, 염증 억제, 두뇌 건강
하양	마늘, 양파, 배추, 무, 콜리플라워	알리신, 식이섬유	면역력 강화, 항균작용
검정	검은콩, 검은깨, 흑미, 김, 목이버섯	안토시아닌, 폴리페놀	항산화, 노화 방지, 혈액순환 개선

식단에 색을 더하는 습관은 어렵지 않다. 샐러드를 만들 때도 빨강 파프리카, 보라 양배추, 찐한 초록 브로콜리, 주황 호박 등 한 줌씩 넣어 먹어보자. 한 끼에 3가지 색 이상을 먹는 것을 목표로 해보자.

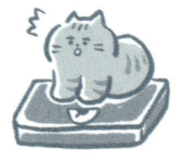

22. 물 자주 마시기!

물을 자주 마시는 습관은 다이어트에 도움이 된다. 물은 체지방 감량, 식욕 조절, 대사 촉진 등 다양한 작용을 한다. 물을 자주 마시면 피부 개선, 노폐물 배출, 변비 개선 등 부가적인 건강 효과도 있다.

첫째, 물은 '가짜 배고픔'을 구별하는 데 도움이 된다. 뇌는 갈증과 배고픔을 혼동할 때가 있다. 이럴 땐 물 한 잔을 마셔보자. 허기가 가라앉는다면 그것은 진짜 배고픔이 아니라 가짜 배고픔(갈증)이었던 것이다.

둘째, 식사 전 물을 마시면 음식 섭취량이 줄어든다. 위를 일정 부분 채우기 때문에 포만감이 빠르게 오고, 과식을 예방할 수 있다. 한 연구에서도 식사 전 물을 마신 그룹이 그렇지 않은 그룹보다 평균 2~3kg 더 감량했다.[11]

셋째, 물은 체내 노폐물 배출을 도와 지방 연소가 잘 일어나는 환경을 만든다. 체지방이 에너지로 분해될 때 생기는 부산물을 배출하려면 수분이 필요하다. 물이 부족하면 노폐물이 쌓이고, 대사 작용이 느려진다. 반대로 물을 충분히 마시면 혈액순환과 림프 순환이 원활해지고, 체내 정체된 노폐물이 쉽게 배출된다.

넷째, 물은 대사율을 높인다. 연구에 따르면 찬물을 마신 후 몸이 체온을 유지하려는 과정에서 에너지를 사용해 기초대사율이 증가한다. 하루 1.5L 이상의 물 섭취는 대사율을 최대 30%까지 높인다는 연구 결과도 있다.[12] 물이 직접 칼로리를 태우는 건 아니지만, 지방이 잘 타는 몸으로 만드는데 도움을 준다.

다섯째, 간헐적 단식 중에도 물은 필수다. 공복 상태에서 물을 마시면 인슐린 분비를 자극하지 않으면서 공복을 연장하는데 도움이 된다. 단식 시간 동안 허기를 물로 대체하면

---

11) https://kormedi.com/1334128/?utm_source=chatgpt.com
12) https://pubmed.ncbi.nlm.nih.gov/14671205/

단식 유지가 훨씬 쉬워져, 단식 시간을 자연스럽게 늘려준다.

목이 마르기 전에 미리 챙겨 마시는 습관이 필요하다. 아침에 일어나자마자, 식사 전후, 운동 전후, 간식이 먹고 싶을 때 물을 먼저 마시는 것이 좋다. 하루에 1.5L~2L 정도가 권장되며, 미온수는 물은 위를 편하게 하고 흡수도 빠르다. 과도한 수분섭취는 저나트륨혈증 위험이 있으므로 균형이 필요하다.

다이어트에 성공하고 싶다면 내 주위에 항상 물을 마실 수 있게 미리 떠 놓으면 된다. **가장 저렴하지만 좋은 다이어트 도구가 '물'이다.**

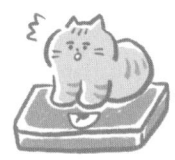

23. 주위에 다이어트한다고 알리기

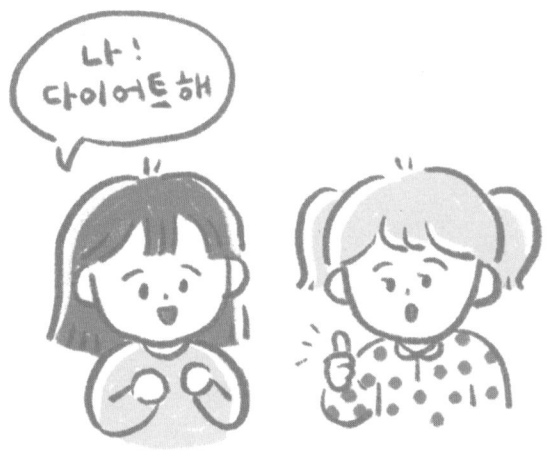

 다이어트를 시작하면서 망설이는 것이 있다. 내가 다이어트를 한다는 것을 사람들에게 알리느냐 마느냐에 따라 성공 확률이 달라질 수 있다. 결론부터 말하자면, '알리는 것'이 다이어트에 도움이 된다.

첫째, 책임감이 생긴다. 사람은 누군가에게 말한 것을 지키려는 심리가 있다. 이것을 공개선언효과라고 한다. 예를 들어, 친구에게 다이어트 선언하면 그 말이 머릿속에 남는다. 시간이 지난 뒤, 그 친구가 "다이어트 잘 하고 있어?"라고 물으면 스스로를 돌아보게 된다. 이 작은 심리적 압박은 의외로 강력한 동기부여가 된다. 동기부여가 되어 마음속으로만 생각할 때보다 훨씬 도움이 된다.

둘째, 유혹이 줄어든다. 다이어트를 선언하면 주위 사람이 배려해준다. 회식 자리에서 술이나 안주를 권하지 않고, 간식을 나눌 때도 "이 친구 지금 다이어트 중이야"라며 도와주기도 한다. 함께 식사할 때도 다이어트에 도움되는 메뉴로 도움을 받을 수도 있다. 주위 사람의 도움을 통해 유혹이 줄어들어 다이어트 환경을 조금 더 쉽게 만들 수 있다.

셋째, 응원과 격려를 받는다. 사람은 응원받을 때 힘을 낸다. 다이어트를 한다고 알렸을 때, 뜻밖의 지지와 격려가 돌아올 수 있다. 가족, 친구, 동료처럼 가까운 사람들의 응원은 큰 힘이 된다. "살 좀 빠진 것 같아!", "계속 잘 하고 있어!"라는 말은 다이어트 의지를 더욱 단단하게 만든다.

물론 주의할 점도 있다. 모든 사람에게 알리는 것이 무조건 좋은 것은 아니다. 누군가는 비꼬거나 지나치게 간섭할 수 있다. "그걸로 살이 빠지겠어?", "이번에도 실패하는 거 아냐?" 같은 말은 스트레스가 될 수 있다. 믿고 의지할 수 있는 사람에게만 알려야 한다. 건강한 변화를 응원해줄 사람에게 살짝 알려보자. 그 한마디가 다이어트를 끝까지 밀어주는 동기부여가 된다.

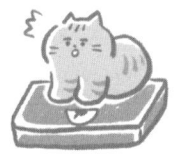

24. 함께 다이어트 하기!

다이어트는 혼자 하면 힘들다. 외롭고, 포기하고 싶을 때가 많다. 의지로만 버티려 하면 결국 무너진다. 하지만 가족이나 친구, 동료 등 함께하면 다르다. 함께하는 다이어트는 실패할 확률을 현저히 낮춘다. 단순히 옆에 누군가 함께 한다는 이유만으로도 더 오래, 더 꾸준히 할 수 있다.

가장 추천하는 것은 가족과 함께 하는 것이다. 가족과 함께 한다면 식단 관리를 더 쉽게 할 수 있다. 혼자 다이어트를 하면 따로 요리와 음식 준비해야 한다. 가족이 함께하면 식단 전체가 바뀌면서 자연스럽게 건강한 식사습관을 만들 수 있다. 자녀도 건강한 식습관을 배우고, 배우자도 함께 긍정적으로 변한다. 옆 사람이 과자나 라면을 먹고 있으면 나도 흔들린다. 가족과 함께 하면 이런 환경을 만들지 않아 유혹이 줄어든다.

운동도 마찬가지다. 혼자 걸으면 지루하다. 함께 걸으면 시간 가는 줄 모른다. 대화를 나누며 걷다 보면 하루 1시간 운동은 순식간에 지나간다. 스트레칭, 홈트레이닝도 함께하면 재미있다. 서로 "오늘 했어?"라고 서로 동기부여가 된다.

다이어트는 체중보다 감정 관리가 더 중요하다. 체중이 줄지 않아 우울할 때, 폭식하고 자책할 때, 그걸 나눌 사람이 있다는 건 큰 힘이다. 친구와 함께 하면 서로 위로할 수 있고, 가족은 격려와 응원을 준다. (단, 경쟁하는 비교가 아니라 협력이다.)

나도 아내의 도움으로 다이어트를 시작했다. 도시락을 싸주고, 운동도 함께 했다. 함께할 때 그 변화는 더 단단해진다. 다이어트 살만 빼는 게 아니라, 삶을 바꾸는 것이다. 혼자 하지 말고, 함께하자. 함께할 때 다이어트는 쉬워진다.

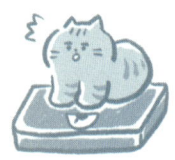

25. 앉지 말고 자주 일어나기

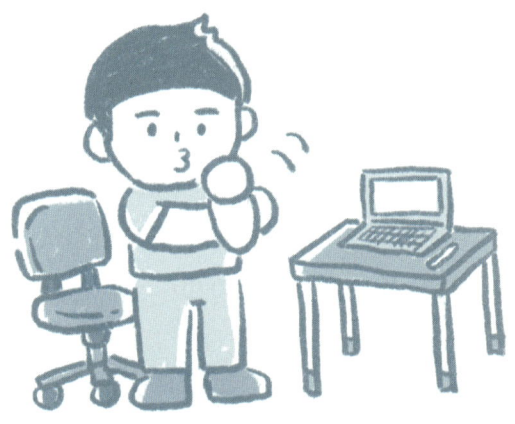

의자에 오래 앉아 있는 습관은 현대인의 새로운 중독이다. 일할 때도, 식사할 때도, 쉴 때도 늘 앉아 있다. 하루 10시간 이상을 앉아서 보내는 사람도 많다. 움직이지 않는 시간이 길어질수록 몸은 점점 굳고, 혈액 순환은 느려지며, 에너지까지 떨어진다. 미국심장학회(AHA)와 WHO에서도 하루 8시간 이상 앉아 있는 생활은 조기 사망 위험을 높인다고 경고했다. 이를 '좌식 질환(Sitting disease)' 또는 '의자 중독'이라고 부른다.

의자에 오래 앉아 있는 습관은 다이어트의 걸림돌이다. 의자에 오래 앉아 있으면 에너지를 거의 쓰지 않기 때문에 활동량이 줄면 소비 칼로리도 함께 줄어든다. 하루 대부분을 앉아서 보내면, 몸은 에너지를 절약하려는 모드로 바뀌고 지방을 더 쉽게 저장한다.

오랜 시간 앉아 있으면 혈액순환도 나빠진다. 하체 부종, 소화 불량, 근육 약화가 찾아온다. 엉덩이 근육과 허벅지 근육이 약해진다. 이 근육들은 기초대사량과 직접 연결된다.

앉아 있는 시간은 '보이지 않는 체중 증가 시간'이다. 식후에 바로 앉아 있는 습관은 위험하다. 혈당이 급격히 올라가고, 인슐린이 과다 분비된다. 앉아 있는 시간이 길수록 살이 찔 수밖에 없다. 식후는 앉지 말고 산책을 가볍게 하면 혈당을 낮출 수 있다.

의자중독의 악순환을 끊으려면 자주 일어나야 한다. 30분에 한 번씩 자리에서 일어나서 화장실을 가거나, 몸을 움직인다. 1분만 제자리 걷기를 해도 좋고 스탠딩(높이 조절) 책상이 있다면 일어서서 공부하거나 일하는 것도 좋은 방법이다.

이 작은 생활 습관의 변화가 장기적으로 큰 차이를 만든다. 체중뿐 아니라 혈당, 혈압, 기초대사량, 근육량 등 건강 지표가 모두 개선된다. 다이어트는 운동장에서만 하는 것이 아니라, 사무실과 집, 생활 속 모든 공간에서 진행되는 과정이다.

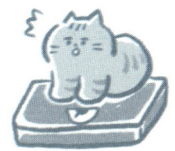

26. 식사는 15분 이상 천천히 하기

어떤 음식을 먹는지도 중요하지만, 어떤 속도로 먹는지도 중요한다. 음식을 얼마나 빨리 먹느냐에 따라 체중은 달라진다.

싱가포르에서 2020년 7,011명을 대상으로 한 연구가 있다. 빠른 식사 속도로 한 사람이 느리게 식사한 사람에 비해 평균 5kg 더 높은 체중을 가지고 있다. 빠르게 먹는 사람이 하루 평균 105kcal를 더 섭취하며, BMI는 $1.3kg/m^2$, 허리둘레는 3.1cm 더 컸다.[13]

빨리 먹는 사람은 약 5~10% 더 먹는 경향이 있다. **식사 속도가 빠르면 포만감을 느끼기도 전에 과식하게 된다.** 위는 이

---

13 https://pubmed.ncbi.nlm.nih.gov/32295057/

미 가득 차 있어도 뇌가 포만감 신호를 보내려면 최소 15분이 걸린다. 이 시간을 기다리지 않고 음식을 빨리 먹으면 몸은 이미 충분한데 더 먹게 된다.

반대로, 식사를 천천히 먹으면 포만감을 느끼고, 적은 양으로도 만족하게 된다. 단단한 음식, 식이섬유가 많은 음식을 오래 씹으면 더 도움이 된다. 씹는 횟수가 많아지면 위에 부담도 줄고, 혈당 상승도 완만해진다. 음식을 충분히 씹는 것만으로도 인슐린 자극이 줄어든다. 천천히 먹는 건 GLP-1호르몬, 혈당 조절, 포만감 유지, 체중 감소에 동시에 도움이 된다.[14]

천천히 먹는 방법
- 젓가락을 자주 내려놓자.
- 한 입 먹고 잠시 쉬자.
- 대화하며 천천히 먹자.
- 여러 번 씹고 삼킨다.
- 15~20분을 목표로 시간을 확인하며 식사.

빨리 먹는 건 위를 채우는 일이고, 천천히 먹는 건 건강을 채우는 일이다. 식사 속도를 늦추는 순간, 몸은 포만감을 느끼고 마음은 여유가 생긴다. 15분의 여유가 체중을 바꾸고 건강을 바꾼다. 다이어트의 또 다른 방법은 식사 속도를 바꾸는 것이다.

---

14) https://m.health.chosun.com/svc/news_view.html?contid=2013091002356

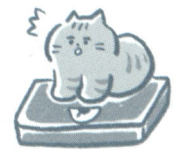

27. 핸드폰, TV 등을 보지 않고 먹기

핸드폰이나 TV를 보지 않고 먹는 습관은 단순한 예절이 아니라, 과학적으로 입증된 다이어트 방법이다. 이런 식습관은 '마음 챙김 식사(Mindful Eating)'라고 불리며, 음식의 맛·향·식감을 의식적으로 느끼며 먹는 방식이다. 화면을 보며 식사하면 뇌가 음식에 집중하지 못해 무의식적으로 더 많이, 더 빨리 먹게 된다. 반면, 마음 챙김 식사를 하면 포만감을 인식하는 시간이 충분히 확보되어 과식을 막고, 식사 만족도도 높아진다.

한 실험에서는, 방해(스마트폰, TV, 게임 등)와 함께 식사한 그룹이 아무런 방해 없이 식사한 그룹보다 69% 더 많은 간식(비스킷 등)을 후식으로 먹었다.[15] 또 다른 연구에서는, TV를

---

15) https://www.medicaldaily.com/distracted-eating-front-your-tv-or-your-phone-makes-you-fat-more-likely-snack-later-336438

보면서 식사하는 것이 특히 다음 끼니 때에도 음식 섭취가 늘어난다.[16]

미국 브리검영대(BYU)와 콜로라도주립대(CSU) 공동연구진은 소리와 음식 섭취간의 관계를 파악했다.[17] 조용한 곳은 프레즐 평균 2.75개, 시끄러운 소음이 난 그룹에서는 프레즐 평균 4개를 먹었다. 시끄러운 소음이 나온 그룹이 더 많은 양을 섭취했다. 조용한 환경에 사람은 음식을 먹는 동안에 자신이 씹는 소리에 더 집중한다. 음식에 집중하고 자신의 씹는 소리에 집중하면 식사 양을 줄일 수 있다. 이를 "**크런치효과 (Crunch effect)**"라 한다.

식사할 때, 스마트폰, TV 등 방해하는 요소를 멀리하고 음식에 집중하자. 음식의 향을 맡고, 색을 보고, 식감을 음미하고, 자신의 씹는 소리에 집중하자. 식사 15분 이상 천천히, 한 입씩 꼭꼭 씹어 먹으면 포만감을 느끼게 된다. 음식에 집중하면 할수록 다이어트는 쉬워진다.

---

16) https://www.mdpi.com/2072-6643/17/1/166
17) https://www.researchgate.net/publication/295396518_The_Crunch_Effect_Food_Sound_Salience_as_a_Consumption_Monitoring_Cue

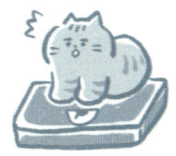

28. 나트륨(소금) 줄이는 사소한 방법

 적당한 양의 소금은 필요하지만, 과도한 소금은 섭취하지 말아야 한다. 소금으로 인해 수분 저류, 식욕 폭발, 인슐린 저항성, 대사 저하, 부종 등이 유발된다. 건강과 다이어트를 위해 소금을 줄이는 쉽고 실천 가능한 방법을 알아보자.

 첫째, 국물은 남기자. 소금은 국물에 녹기 때문에 많이 들어있다. 국물까지 다 마시면 하루 권장량을 훌쩍 넘기게 된다. 국물에 밥을 말아먹는 것보다 숟가락으로 밥을 적셔 먹는 습관이 다이어트에 더 도움된다.

둘째, 부먹이 아닌 찍먹을 하자. 고추장, 된장, 간장, 액젓, 드레싱, 케첩 등의 양념류에는 나트륨이 많다. 부어 먹으면 더 많은 소금을 먹게 된다. 찍어먹으면 상대적으로 소금 및 나쁜 성분을 적게 먹을 수 있다.

셋째, 식탁에 소금통을 두지 말자. 습관처럼 추가로 뿌리는 경우가 많다. 식탁 위에 놓지 않는 것만으로도 무심코 소금을 더 넣는 행동을 막을 수 있다.

넷째, 소금 대신 천연재료를 사용하는 레시피로 바꾸자. 음식의 간은 재료 본연의 맛으로 충분히 낼 수 있다. 마늘, 양파, 고추, 허브, 후추, 레몬즙 같은 천연재료를 활용하면 소금을 덜 쓰고도 깊은 맛을 낼 수 있다.

다섯째, 외식은 최대한 줄이자. 외식이나 배달음식은 대부분 달거나 짜게 만들어진다. 외식·배달음식은 평균 나트륨 함량이 가정식보다 1.5~2배 높다. 주문 시 '덜 짜게 해 주세요'라고 요청하거나, 소스를 따로 달라고 하면 나트륨 섭취를 줄일 수 있다.

이 5가지 방법으로 소금의 섭취양을 적정하게 유지하자. 소금은 꼭 필요하지만 과하면 다이어트에 방해가 된다.

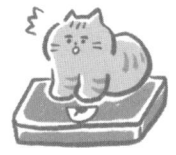

29. 식사 후 바로 걷기

식사 후 바로 걷는 습관은 다이어트에 도움이 된다. 음식을 먹고 가만히 있으면 혈당이 빠르게 올라가고, 인슐린이 과다하게 분비된다. 하지만 식사 후 잠시만 걸어도 인슐린 반응이 완화되고, 혈당 상승 속도도 느려진다. 왜냐하면 걷는 동안 몸은 포도당을 저장하지 않고 에너지로 바로 사용하기 때문이다. 식사 후 바로 걷는 습관은 혈당을 안정시키고, 지방 축적을 막아 체중 조절에 도움을 준다.

미국 UC 샌프란시스코 연구진의 2023년 실험에 따르면, 과체중 또는 비만 성인을 대상으로 세 가지 조건을 비교했다.[18)]

① 식후 앉아 있기
② 식후 30분 뒤 30분 걷기
③ 식후 바로 10분 걷기

그 결과 ③번 식후 즉시 10분 걷기가 혈당 상승을 가장 효과적으로 억제한 것으로 나타났다. **'오래' 걷느냐보다 '언제' 걷느냐가 포인트다.** 먹은 후 바로 걸으면 혈당 상승을 막는다.

걷는 속도는 빠를 필요 없다. 천천히, 산책하듯 편하게 걷자. 소화에 방해되지 않을 정도면 충분하다. 아침, 점심, 저녁 식사 직후 바로 10분만 걷자. 그 타이밍이 먹은 음식이 지방이 될지 에너지가 될지 결정한다. 이 걷기가 타이밍이 다이어트에 도움을 준다.

---

18) https://pubmed.ncbi.nlm.nih.gov/40594496/

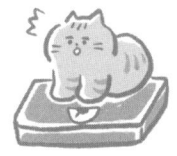

30. 작은 그릇에 담기

다이어트에 성공하고 싶다면 '작은 그릇'을 사용하자. 같은 음식도 어떤 그릇에 담느냐에 따라 섭취량이 달라진다. 큰 그릇에 담으면 더 많이 담고, 더 많이 먹게 된다. 반대로 작은 그릇은 덜 담게 되고, 덜 먹는다. 단순하지만 효과는 강력하다.

사람은 '시각'에 크게 영향을 받는다. 같은 양이라도 작은 그릇에 가득 담아 먹으면 '많이 먹었다'는 느낌을 받는다. 반대로 큰 그릇에 조금 담으면 '덜 먹었다'는 생각이 들어 자꾸 더 먹게 된다. 뇌는 그릇의 빈 공간을 보고 배고픔을 착각하기 때문이다. 이처럼 그릇의 크기와 시각적 인식이 섭취량에 영향을 주는 현상을 '심리적 포만감(visual fullness effect)' 이라 한다.

『소비자 연구 저널』에 실린 연구에 따르면, 접시 크기를 절반으로 줄였을 때 평균적으로 섭취량이 약 30%나 감소했다.[19] 사람들은 작은 접시에 음식을 담으면 실제로 덜 먹으면서도 만족감을 느꼈다. 뇌가 음식을 충분히 먹었다고 인식하게 된다.

식판을 사용하는 것도 추천한다. 각 칸마다 음식을 조금씩 담으면 '다양하게 많이 먹었다'는 인식을 준다. 시각적 만족은 올라가고 실제 섭취량은 줄어든다. 다이어트는 의지보다 환경이 중요하다. 작은 그릇과 식판으로 바꾸면 다이어트가 쉬워진다.

---

[19] https://www.runnersworld.com/nutrition-weight-loss/a20861111/study-small-plates-make-a-big-difference/

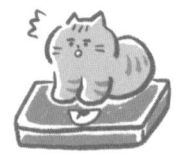

31. 간식을 끊어라!

 살을 빼고 싶다면 간식을 끊어야 한다. 간식은 양은 적지만, 살을 찌우는 힘은 강하다. **많이 먹는 것도 문제지만, 더 큰 문제는 자주 먹는 것이다.** 인슐린이 쉴 틈 없이 분비되면 몸은 끊임없이 저장 모드가 된다. 그 결과, 결국 지방이 쌓이고 살이 찐다.

 대부분 간식은 나쁜 음식이다. 대부분 '설밀튀초나'이다. 이 간식은 혈당을 급격히 올리고, 뇌를 중독시킨다. 달고 짠 간식을 자주 먹으면 배고프지 않아도 자꾸 먹고 싶다. 배고프지 않은데도 입이 심심해서 무언가를 찾는 사람들이 많다. 나쁜 음식은 중독성이 크다. 가짜 배고픔이 생기고, 식욕 조절이 안 된다. 무엇보다 나쁜 음식은 다이어트와 몸에 좋지 않다.

간식만 끊어도 몸은 빠르게 변하기 시작한다.
- 혈당이 안정되어 에너지 기복이 줄고,
- 인슐린 저항성이 개선되어 지방이 더 잘 분해되며,
- 체지방이 서서히 감소하고,
- 공복감이 줄어들고 폭식이 완화된다.

간식을 끊는 것은 처음에는 어렵다. 습관이 된 간식을 끊으면 허전하고 스트레스도 느낄 수 있다. 대체 행동을 통해 습관을 바꿀 수 있다. 물 마시기, 무가당 차 마시기, 산책, 입 심심할 땐 무설탕 민트로 대체해보자. 2주 정도만 지나면 간식의 유혹이 줄어든다. 간식이 줄어든 만큼 하루 총 칼로리 섭취가 감소하고, 인슐린이 쉴 틈을 얻어 지방 분해 시간이 늘어난다. 간식을 끊으면 다이어트는 쉬워 진다.

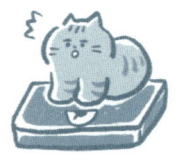

32. 도시락 싸 다니기

다이어트를 성공하고 싶다면 도시락을 추천한다. 밖에서 사 먹는 음식 안에는 무엇이 들어가 있는지 모른다. 사 먹는 음식은 대부분 짜고, 기름지고, 달다. 게다가 영양은 불균형이며 칼로리도 더 높다. 미국 USDA 자료에 따르면, 외식으로 점심을 먹을 경우 집밥보다 하루 평균 158kcal를 더 섭취한다. 일주일에 한 번 외식을 추가하면 1년 동안 약 2파운드(0.91kg)의 체중 증가로 이어지는 것으로 조사되었다.[20]

반면, 도시락은 내가 먹을 것을 내가 고를 수 있다. 좋은 재료, 적당한 양, 건강한 조리법으로 만들 수 있다.

---

20) https://www.ers.usda.gov/amber-waves/2010/june/eating-out-increases-daily-calorie-intake

간헐적 단식을 하면 한 끼가 하루 식사의 절반을 차지한다. 그래서 한 끼가 무너지면 하루의 식단 균형이 함께 흔들린다. 외식이 반복되면 잘못된 식습관이 굳어지고, 체중은 늘며 건강은 나빠진다. 도시락은 단순한 음식이 아니라 다이어트를 지켜주는 도구다. 도시락을 준비하는 사람은 식사와 자신을 통제하는 힘을 가진다.

도시락은 어렵지 않다. 단백질, 채소, 복합 탄수화물 이세 가지 균형이 좋게 만든다. 닭가슴살, 달걀, 두부 같은 단백질. 브로콜리, 오이, 당근 같은 채소. 현미, 고구마, 단호박 같은 탄수화물 등으로 탄수화물, 단백질, 지방 구성만 잘 지켜도 다이어트는 절반 이상 성공이다.

도시락은 돈도 아끼고, 건강도 챙긴다. 무엇보다 실패 없는 점심을 만든다. "오늘은 뭘 먹지?" 고민 안 해도 되고, 나쁜 음식의 유혹도 줄어든다. 배달앱, 편의점 간식, 군것질도 멀어지게 된다. 도시락은 재료 선택, 양 조절, 조리법 통제가 가능하므로 영양 균형을 맞추기 쉽다.

다이어트를 성공하고 싶다면 도시락을 싸자. 하루 한 끼만 바꿔도 몸은 분명히 달라진다. 도시락을 싸면 다이어트는 쉬워진다.

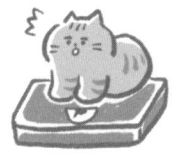

33. 운동을 꾸준히 하는 5가지 팁!

운동이 좋은 건 누구나 알지만, 문제는 '지속'이다. 시작은 누구나 쉽게 하지만, 꾸준히 하기는 어렵다.

1. 무리하지 말고 작게 시작하자

처음부터 2시간 운동, 매일 운동을 목표로 하면 대부분 힘들어 그만둔다. 운동 초보라면 목표는 작을수록 좋다. 헬스장 2시간이 아니라 헬스장 문을 들어가는 것으로 작게 시작한다. 하루 10분 걷기부터 시작해도 충분하다. 중요한 것은 작지만 계속하는 것이다.

2. 운동 일정을 '고정 루틴'으로 만들자

운동을 '시간이 되면'으로 접근하면 실패한다. 운동을 '일정'이 아닌 '생활의 루틴'으로 시간을 먼저 고정한다. 예를 들어, 매일 저녁 7시, 아침 7시처럼 같은 시간에 같은 장소에서 하도록 습관화한다. 루틴을 정하면 고민하지 않아도 몸이 먼저 반응한다.

3. 가장 작게 행동하기

운동하기 싫을 땐 감정에 끌려가지 말고, 작게 빠르게 행동한다. 헬스장 가기가 아니라 '운동화 신기', '밖으로 나가기' 등 작은 행동을 한다. 이 행동하면 이미 절반은 성공한 것이다. 크게 시작하려면 부담이 생기고, 하기 싫어진다. 일단 가장 작게 행동한다.

4. 함께할 사람을 만들어라

운동은 혼자보다는 같이 할 때 오래한다. 친구, 배우자, 동료와 함께하면 책임감도 생긴다. 서로 인증샷을 주고받거나 함께 운동하면 훨씬 즐겁고 포기할 확률도 낮아진다. 사람은 혼자보다 관계 속에서 꾸준함을 만든다.

5. 재미있는 운동을 찾아라

운동은 재미가 있어야 계속할 수 있다. 억지로 하는 러닝머신보다, 좋아하는 음악과 함께 스피닝, 안무를 배우면서 춤추는 댄스 등이 더 오래간다. 즐거운 것을 찾으면 계속하게 된다.

이 5가지만 실천해도 꾸준히 할 수 있다. 한 번이 아니라 계속해야 다이어트도 성공하고 몸도 바뀐다.

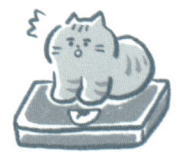

34. 나쁜 기름을 피해라!

　지방(기름)은 모두 나쁜 것이 아니다. 다이어트를 방해하는 지방이 있는가 하면, 오히려 다이어트를 돕는 지방도 있다. 다이어트와 건강을 해치는 지방은 크게 두 가지다. 바로 트랜스 지방과 산화된 기름이다.
　트랜스 지방은 식물성 기름을 고체로 만들기 위해 수소를 첨가하는 과정에서 생긴다. 대표적으로 마가린, 쇼트닝, 부분경화유가 여기에 속한다. 이런 지방은 혈관을 막고 염증을 유발해 체중 증가뿐 아니라 심혈관 질환의 위험을 높인다.

트랜스 지방은 나쁜 콜레스테롤(LDL)을 높이고, 좋은 콜레스테롤(HDL)을 낮춘다. 포만감은 낮고 중독성은 강해 쉽게 과식으로 이어진다. 트랜스지방은 체내에서 지방으로 쉽게 저장되어 복부비만과 내장지방을 늘리는 주된 원인이 된다.

기름은 여러 번 끓이면 지질 과산화물, 아크롤레인, 트랜스지방 등 독성물질이 생긴다. 튀김에 쓰는 기름은 보통 고온에서 반복 사용하기 때문에 이런 독성물질이 쌓이고, 염증을 유발하며 호르몬 균형을 무너뜨린다.

튀김 음식은 대부분 정제 탄수화물(밀가루)에 나트륨과 나쁜 지방이 결합된 형태다. 이 조합은 혈당을 급격히 높이고, 인슐린 과다 분비와 체지방 저장이라는 악순환을 만든다. 감자를 예로 들면, 생감자 한 개는 약 100kcal지만 튀기면 350kcal 이상으로 늘어난다.

기름진 음식은 포만감은 낮고 중독성이 강하다. 먹을 때는 바삭하지만, 먹고 나면 피로감과 포만감의 공허함이 찾아온다. 한 번 튀긴 음식을 계속 찾게 되는 이유다.

트랜스 지방과 여러 번 끓인 산화된 기름은 최대한 피하자. 나쁜 기름도 있지만, 좋은 기름도 있다.

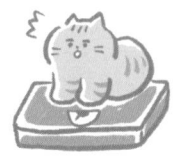

35. 살 빠지는 좋은 기름 먹기!

모든 기름이 나쁜 건 아니다. 오히려 다이어트에 도움이 되는 기름도 있다.

올리브유는 대표적인 좋은 기름 중 하나다. 단일불포화지방산이 풍부하고, 항산화 성분(폴리페놀)이 들어있다. 올리브유는 혈당 상승을 완화하고, 포만감을 유지 시켜준다. LDL(나쁜 콜레스테롤)을 줄이고, HDL(좋은 콜레스테롤)은 올려준다. 올리브유는 소량만 써도 맛과 만족도가 높아, 폭식을 줄이는 데도 효과적이다. 화학처리나 정제 과정이 없는 엑

스트라 버진 올리브유를 추천한다.

아보카도유, 들기름, 그리고 견과류 오일에는 불포화지방산이 풍부하다. 이 지방은 뇌세포와 호르몬, 세포막의 구성 성분으로 인체에 꼭 필요하다. 식사에 이런 건강한 기름을 조금 더하면 혈당이 급격히 오르는 것을 막고, 인슐린 분비를 안정시킨다. 들기름에는 오메가-3가 풍부하고, 견과류 오일은 비타민E와 항산화 물질이 많아 노화 예방에도 도움이 된다. 좋은 지방을 적절히 섭취하면 포만감이 오래가고 식욕이 조절되어 체중 관리에도 긍정적인 효과를 준다.

올리브유나 들기름 같은 불포화지방산은 열에 약하다. 가열하면 쉽게 산화되어 독성 물질과 염증을 일으키는 물질이 생길 수 있다. 좋은 기름이라도 열에 오래 노출되면 영양소가 파괴되어 건강 효과가 줄어든다. 따라서 이런 기름은 샐러드나 비빔 요리처럼 차게 먹는 게 가장 좋다. 반대로 가열이 필요한 요리에는 발연점이 높은 아보카도유나 코코넛오일이 비교적 안전하다.

불포화지방산이 풍부한 좋은 기름을 적절히 활용하면 혈당 조절, 포만감 유지, 지방 분해에 모두 도움이 된다. 나쁜 기름을 멀리하고 좋은 기름을 잘 섭취하자.

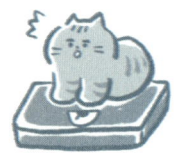

36. 일찍 자면 다이어트가 쉬워진다

잠은 다이어트의 핵심 5가지 축 중 하나다. 수면은 몸을 회복시키고, 지방을 연소시키며, 호르몬을 조절한다. 하루 7~8시간 충분한 수면과 질 좋은 숙면은 다이어트에 도움이 된다.

늦게까지 깨어 있으면 야식을 먹을 확률이 높아진다. 하루 종일 의지력을 쓰고 난 밤에는 작은 유혹에도 쉽게 무너진다. 야식은 대부분 과자, 라면, 떡볶이, 치킨, 아이스크림, 술, 고당, 고지방, 고염, 초가공식품이다. 이런 걸 먹고 자면 인슐린이 급상승하고, 체지방으로 저장된다. 야식으로 위가

자는 동안 움직여야 하기 때문에 수면의 질도 나빠진다. 야식을 먹는 시간 때문에 전체 수면시간도 줄어든다.

수면이 나빠지면 스트레스 호르몬 '코르티솔'이 올라간다. 코르티솔은 혈당을 높이고 인슐린을 자극해 지방이 더 잘 쌓이게 된다. 반대로 잠을 충분히 자면 스트레스도 줄고, 식욕도 조절되며, 대사도 안정된다.

야식을 끊는 가장 쉬운 방법은 '그냥 일찍 자는 것'이다. 일찍 자면 야식 생각이 줄고, 자연스럽게 공복 시간이 늘어난다. 공복 시간이 늘면 지방이 타는 시간도 함께 확보된다.

늦게 자는 대신, 아침 시간을 활용하자. 밤은 의지력이 떨어지고, 게임이나 영상처럼 시간을 낭비하기 쉽다. 반대로 아침은 집중력과 생산성이 높아 운동, 독서, 공부하며 긍정적으로 시작할 수 있다.

잠이 부족하면 식욕을 자극하는 호르몬 '그렐린'이 증가하고, 포만감을 주는 '렙틴'은 감소한다.[21] 그래서 덜 자면 더 배고프고, 과식하기 쉽다. 반대로 충분히 자면 식욕이 자연스럽게 조절되고, 덜 먹어도 만족감을 느낀다. 결국. 잠을 잘 자는 것만으로도 다이어트 성공에 가까워진다.

---

[21] 시카고대 연구에서 4시간 수면 그룹은 렙틴 18% 감소, 그렐린 28% 증가가 관찰

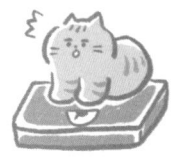

37. 술을 마실 때는 좋은 안주 먹기

다이어트 중이라면 술을 피해야 한다. 술은 지방 연소를 방해하고, 체지방이 쉽게 쌓이게 만든다. 하지만 어쩔 수 없이 마셔야 하는 상황이라면, 안주 선택이 중요하다. 좋은 안주는 살이 덜 찌고, 건강에도 덜 해롭다.

반대로 대부분 안주(튀김, 전, 삼겹살, 족발, 곱창, 치킨, 피자, 라면, 과자 등)는 고당, 정제 탄수화물, 나쁜 기름, 초가공식품, 고염분 음식이다. 이런 안주들은 술과 함께 섭취될 때 인슐린을 강하게 자극해 지방이 쉽게 저장된다. 만약, 술을 마신다면 다음 5가지를 기억하자.

첫 번째, 단백질 중심 안주를 먹는다. 회, 삶은 오징어, 조개탕, 소고기 구이, 목살, 오리고기, 훈제연어 등은 단백질이 풍부한 안주를 선택한다. 단백질은 포만감을 주고, 인슐린 자극이 적다.

두 번째, 채소를 곁들인다. 거꾸로 식사법을 거꾸로 안주법으로 바꾸면 된다. 채소를 먼저 먹어 위를 채우면 식이섬유가 탄수화물 흡수를 늦춰 혈당 상승을 막아준다.

세 번째, 국물 안주는 피하자. 대부분의 국물은 나트륨이 지나치게 많아 체내 수분을 붙잡고 붓기를 유발한다. 또한 짠맛은 단맛과 기름진 음식을 함께 당기게 만들어 과식을 부른다. 찌개류나 라면 사리는 피하고, 부득이하게 먹을 때는 건더기만 먹고 국물은 남기자.

네 번째, 술 마시기 전에 좋은 음식을 미리 먹는다. 공복에 술을 마시면 혈중 알코올 농도가 빨리 상승해 간 기능과 혈당 조절에 부담을 준다. 삶은 달걀이나, 샐러드를 준비해서 먼저 먹은 뒤 술을 마시는 것이다. 이 음식을 먼저 먹으면 위장이 보호가 되고, 포만감도 느껴 술과 나쁜 안주를 덜 먹게 된다.

다섯 번째, 술을 마실 땐 중간중간 물을 함께 마시자. 물은 술의 농도를 낮춰 알코올이 몸에 미치는 부담을 줄여준다. 알코올이 희석되면 간의 해독 속도도 빨라지고, 숙취도 덜하다. 또 물을 마시면 위가 차오르며 포만감이 생겨 술과 안주를 과하게 먹지 않게 된다. 이로 인해 자연스럽게 과음을 막는 효과도 있다.

술은 안 마시면 가장 좋다. 상황이 어쩔 수 없다면 좋은 안주로 현명하게 먹는 전략이 중요하다.

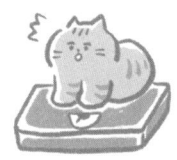

38. 커피는 12시 전까지!

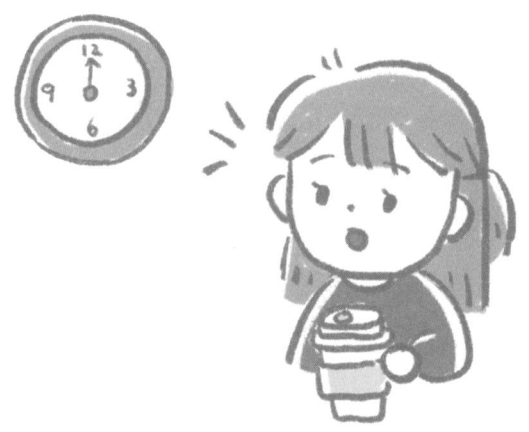

무설탕 커피(이하 커피)는 다이어트에 도움이 될 수 있다는 연구가 많다. 반대로 커피는 몸에 나쁘다는 연구 결과도 많다. 사람은 동물실험처럼 한 가지 음식(커피만) 먹고 결과를 도출할 수 없기에 커피 자체가 좋은지 나쁜지를 단정 짓기 어렵다. 커피가 도움이 된다는 연구는 아래와 같다.

> - 커피는 갈색 지방을 자극하여 비만과 당뇨에 도움이 된다.
> (출처 : 영국의 노팅엄 의과대학 연구팀,2019) [22]
>
> - 커피는 아침 식사량을 10% 적게 섭취하게 한다.
> (Journal of the Academy of Nutrition and Dietetics) [23]
>
> - 커피는 체중 증가를 완화한다. 4년 평균 -0.12kg 감량 (유의미하진 않지만 도움 됨)
> (출처 :미국 하버드대학교 보건대학원 영양학과장 프랭크 후 박사팀) [24]

커피는 '언제 마시느냐'가 중요하다. 다이어트를 제대로 하고 싶다면, 커피를 '정오 전(12시)'에 마셔야 한다.

핵심은 커피 속 카페인과 수면의 관계다. 수면은 다이어트 5가지 축 중 하나로 커피는 수면을 방해한다. 카페인은 잠을 방해하는 각성 효과가 있다. 카페인이 줄어드는 반감기는 평균 2.5~4.5시간(사람의 체질마다 다름)이다. 카페인 반감기가 평균 3.5시간이라 가정하고, 오후 3시에 커피(카페인 400mg)를 마시면 오후 6:30에 200mg, 밤10시에 100mg까지도 카페인이 몸에 남는다.

커피는 되도록 오전에 1~2잔만 마시고, 너무 과한 양의 커피는 피해야 한다. 12시 넘어서 마시는 건 피하는 게 좋다. 꼭 마셔야 한다면 점심 먹고 한 잔까지만, 그 이상은 잠을 위해

---

22) https://www.nottingham.ac.uk/news/brown-fat-and-coffee
23) https://pubmed.ncbi.nlm.nih.gov/30033159/
24) https://pubmed.ncbi.nlm.nih.gov/37783371/

서 커피를 피해야 한다.

  커피는 다이어트의 적이 아니다. 간헐적 단식 중에도 아메리카노는 헛헛한 공복을 달래준다. 커피는 입이 심심할 때도 도움을 주지만, 숙면에 방해가 되지 않게 즐기자.

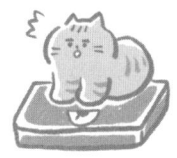

39. 유산균을 챙겨 먹기!

유산균은 장을 건강을 유익하게 만들어 다이어트에 도움을 준다. 장 건강이 무너지면 체중 조절이 어려워지고, 식단을 조절해도 살이 잘 빠지지 않는다.

몸속에는 수십조 개가 넘는 미생물이 살고 있다. 이들은 유익균, 중간균, 유해균으로 나뉘며, 다이어트와 밀접하게 연결된 것은 유익균이다. 유익균이 많아지면 염증이 줄고, 영양소 흡수율이 높아지며, 포만감을 조절하는 호르몬 GLP-1의 분비가 늘어난다. 유산균은 이 GLP-1 호르몬을 증가시켜 식욕을 안정시키고 과식을 막아준다.

락토바실러스와 비피도박테리움 같은 유산균은 체지방 분해와 에너지 소비를 촉진에 도움을 준다. 실제로 유산균을 꾸준히 섭취한 사람은 섭취하지 않은 사람보다 복부 지방이 더 많이 줄었다는 연구 결과도 있다.[25]

유산균은 '가짜 배고픔'을 줄이는 데도 효과가 있다. 유해균이 많으면 염증이 증가하고, 뇌와 호르몬을 자극해 '배고프지도 않은데 자꾸 먹고 싶게' 만든다. 반대로 장내 환경이 개선되면, 식욕도 정상화되고, 간식 욕구도 줄어든다. 게다가 변비가 사라져 몸이 가벼워지고, 배가 덜 나온다.

유산균은 음식으로도 섭취할 수 있다. 김치, 요거트, 된장, 청국장, 케피어 같은 발효식품이 대표적이다. 하지만 유산균은 열에 약하고 위산에서 대부분 사멸하기 때문에, 보충제를 함께 섭취하는 것도 좋은 방법이다. 이때 중요한 것은 균주의 종류와 함량, 그리고 장까지 도달하는 생존율이다.

잠, 식단, 운동만큼이나 장 건강을 챙겨야 한다. 장 건강을 챙기기 위해서는 식단, 수분, 식이섬유와 함께 유산균도 도움된다.

---

25) https://pubmed.ncbi.nlm.nih.gov/35418606/

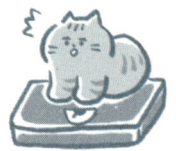

40. PT(Personal training) 운동하기

운동은 다이어트 5축 중 핵심 하나이다. 운동을 혼자하면 하기 싫거나 잘못된 운동은 다치기도 한다. PT(Personal Training)를 강력 추천한다. PT는 운동을 처음 시작하거나 혼자서 꾸준히 못 하는 사람에겐 효과적이다. PT의 5가지 장점이 있다.

첫째, 아픈 곳이나 약한 부위를 정확히 알 수 있다. 운동하다 보면 통증이나 무릎·허리 불편함이 생긴다. PT는 내 체형, 자세, 움직임을 분석해 약한 부위를 알 수 있다. 약한 곳을 강화하고 아픈 곳은 피할 수 있어 부상 없이 운동을 지속할 수 있다.

둘째, 강제성이 생긴다. 대부분 운동은 작심삼일로 끝나지만 PT 선생님과의 약속이 생기면 다르다. 약속을 지키기 위해 억지로라도 행동(운동)하게 된다. 꾸준함이 중요한데, PT는 그 꾸준함을 만들어 주는 좋은 장치가 된다.

셋째, 운동 효율이 높아진다. 혼자 운동하면 시간 대비 효율이 떨어지지만, PT는 집중된 시간 안에 최적의 자극을 준다. 전문가의 지도 아래 정확한 동작과 자세를 유지할 수 있어 운동 효과가 극대화된다.

넷째, 제대로 된 자세를 익힌다. 운동은 '얼마나 했느냐'보다 '어떻게 했느냐'가 더 중요하다. 잘못된 자세는 부상 위험만 높이고 효과도 떨어진다. PT는 자세와 호흡, 타이밍을 정확히 교정해 주며, 한 번 배워두면 혼자서도 안전하고 효율적으로 운동할 수 있다.

다섯째, 운동의 지속력이 생긴다. 운동은 힘든 순간을 넘을 때 비로소 재미가 생긴다. 혼자였다면 포기했을 고비도, 옆에서 함께 이끌어주는 PT 선생님이 있으면 끝까지 버텨낸다. 그렇게 한계를 넘을 때 체력이 늘고, 몸이 바뀌는 성장한다는 즐거움도 느낄 수 있다.

PT는 비싸지만 얻을 수 있는 가치가 분명하다. 다만 PT만으로 살이 빠질 거라는 착각은 금물이다. 운동만으로 다이어트를 완성할 수는 없고, 식단 관리가 함께 이루어져야 진짜 변화가 온다. PT는 단순히 운동을 배우는 것을 넘어, 몸을 이해하고 건강한 습관을 만드는 과정이다. 꾸준함은 혼자서 만들기 어렵지만, 함께라면 가능하다. PT는 그 꾸준함을 가능하게 하는 좋은 투자다.

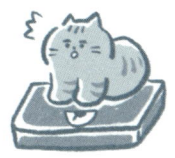

41. 단백질 쉐이크를 이용하기

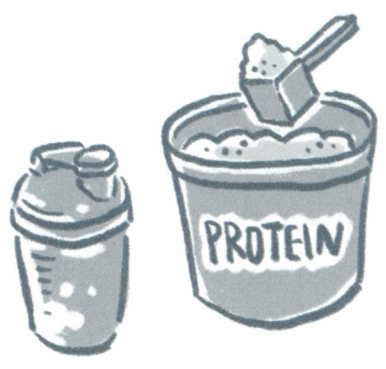

단백질 쉐이크(이하 쉐이크)는 다이어트를 쉽게 보조 음식이다. 끼니를 거르거나 폭식을 반복하는 사람에게 쉐이크는 단백질의 균형을 잡아준다. 바쁜 일상으로 식사에서 단백질이 모자란 사람이 이용하면 도움이 된다.

쉐이크는 짧은 시간 안에 단백질을 공급하고, 위를 편하게 채워 포만감을 준다. 단백질은 위에 오래 머무르기 때문에 간식이나 군것질 욕구를 자연스럽게 줄여준다.

운동과 병행한다면 쉐이크는 더욱 유용하다. 다이어트 중에는 근손실이 발생될 수 있기 때문에 단백질을 잘 챙겨 먹어야 한다. 자연식품 형태로 단백질을 섭취하는 것이 가장 좋지만, 바쁘거나 단백질을 챙기기 어려울 때가 생긴다. 이럴 때 쉐이크를 통해 단백질을 보충할 수 있다.

주의할 점도 있다. 대부분 제품엔 맛을 내기 위한 당류, 향료, 인공감미료가 들어있을 수 있다. 원재료명을 꼼꼼히 확인하고, 당분 함량이 낮은 제품을 선택해야 한다. 쉐이크가 편하다고 해서 이것을 식사 대용으로 계속 먹어서는 안 된다. 몸에는 다양한 식이섬유, 미네랄, 무기질 등의 다양한 영양소가 필요한데 쉐이크만 먹는다면 몸에서 문제가 생길 수 있다. **쉐이크보다 자연식품 형태로 단백질을 먹는 것을 추천한다.**

쉐이크는 다이어트의 핵심은 아니지만, 흐트러지기 쉬운 단백질을 잡아주는 보조식품이다. 쉐이크를 잘 이용하면 다이어트를 조금 더 쉽게 이어갈 수 있다.

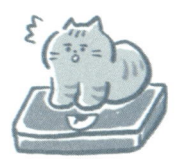

42. 직화보다 삶아 먹기

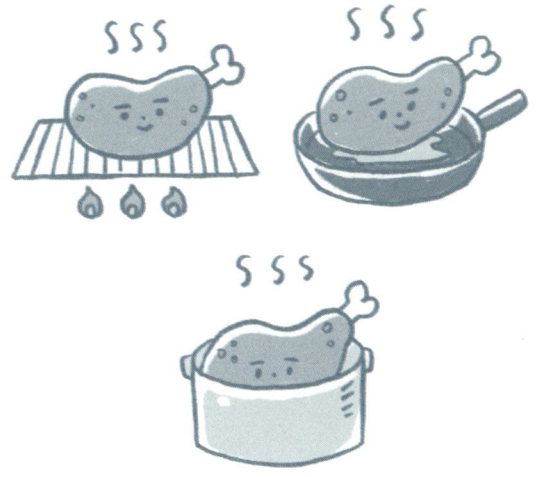

다이어트에서 '무엇을 먹느냐'만큼 중요한 게 '어떻게 요리하느냐'다. 같은 재료라도 조리법에 따라 독이 되기도 하고, 득이 되기도 한다.

피해야 할 조리법은 직화구이다. 직화구이는 불맛이 입혀져 맛있지만, 불에 직접 닿는 과정에서 단백질이 변형되고 '벤조피렌'이라는 발암물질이 생긴다. 탄 고기를 즐겨 먹는 습관은 다이어트뿐 아니라 건강까지 해친다.

간접구이는 팬이나 에어프라이어처럼 열을 전달하는 방식으로, 직화보다는 낫지만 기름을 많이 사용할 경우 문제가 된다. 특히 같은 기름을 여러 번 재사용하면 산화가 일어나거나 트랜스 지방이 생성되어 염증과 대사질환의 위험을 높인다.

추천되는 방식은 '끓이는 조리법'이다. 삶기, 찌기, 국물 없는 조림 등이 여기에 해당한다. 이런 방식은 식재료 본연의 지방을 빼주고, 영양 손실은 최소화한다. 기름을 거의 쓰지 않기 때문에 열량 부담은 줄고, 포만감은 오히려 오래간다. 채소를 찌거나 삶으면 섬유질은 그대로 살리면서 부피가 줄어, 더 쉽게 섭취할 수 있다.

조리에서 꼭 기억해야 할 한 가지 포인트는 '온도와 시간'이다. 높은 온도에서 오래 조리할수록 음식 속 당과 지방이 반응해 AGE(Advanced Glycation End-products, 당화산물)이 생성된다. 이 물질은 체내 염증을 높이고, 인슐린 저항성을 유발해 다이어트를 힘들게 한다.

> * 불에 직접 굽지 말 것
> * 튀기지 말고, 삶거나 찔 것
> * 기름 없이, 저온에서, 짧게 조리할 것
> * 맛을 내기보다 재료 맛을 살릴 것

조리법을 바꾸는 순간, 더 건강해진다. 무엇을 먹느냐도 중요하지만, 어떻게 먹을지도 현명하게 선택하자.

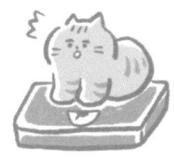

43. 과일도
너무 많이 먹지 않기

 과일은 건강식이지만 다이어트 중이라면 적당히 먹어야 한다. 이유는 과일 속 당분, 특히 과당(Fructose) 때문이다. 과당은 단맛은 강하지만 포만감은 약하고, 인슐린 자극은 적지만 간에서 바로 중성지방으로 바뀌기 쉽다. 이것이 과일의 숨은 함정이다.
 다이어트에 실패하는 이유 중 하나는 "과일은 괜찮잖아"라는 착각이다. 식사 후 디저트로, 간식으로, 심심풀이로 과일을 먹다 보면 '숨은 설탕'을 과다 섭취하게 된다. 현대 과일은 품종 개량으로 당도가 높아지고, 당 함량도 늘어났다. 서울대학교병원 내분비대사내과 조영민 교수는 "현대 과일은 나무에 달려있는 과자다."라는 표현을 했다. 과일을 무심코 많이 먹다 보면 살이 찐다.

과일 주스는 더 위험하다. 즙을 내면 식이섬유는 사라지고 당분만 남는다. 한 잔에 과일 3~4개의 당이 들어 있으며, 몸은 그것을 자연식이 아닌 설탕물처럼 받아들인다. 주스는 흡수 속도도 빨라 혈당을 급격히 올리고, 지방 축적을 촉진한다.

● 다이어트 중 과일을 먹고 싶다면...

1. 통째로, 적게, 천천히
2. 식사 후에 먹기 (먼저 먹은 식사가 당 흡수를 줄임)
3. 저당 과일을 고르기 (블루베리, 토마토, 자몽, 아보카도 등)
4. 시큼하고, 덜 단 과일 먹기
5. 과일+단백질 조합으로 먹기 (ex. 그릭요거트+블루베리)

과일은 비타민과 식이섬유가 풍부해 건강식이지만, 과하면 독이 될 수 있다. 하루 한두 조각, 손바닥 크기 정도면 충분하다.

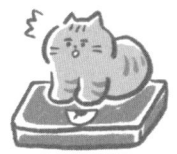

44. 존투 운동하기

운동에는 심박수에 따라 구역(Zone)을 나눈다. 그 중 존투(Zone 2)운동을 추천한다. 존투는 중간 강도의 운동으로 숨은 차지만 말을 할 수 있는 정도다. 걷기보다 힘들고, 빠르게 달리기보단 쉬운 운동이다. 존투(Zone 2)라 불리는 이유는 심박수 구간 때문이다. 운동 강도는 심박수에 따라 여러 구간으로 나뉘는데, 이 중 두 번째 구간이 Zone 2다.

Zone 1: 아주 가벼운 운동 (산책 수준)

Zone 2: 가볍지만 지속 가능한 중강도 운동

Zone 3~5: 점점 강한 운동 (숨이 차고 힘든 운동)

> **최대 심박수(MHR) = 220 − 나이**
> ex) 나이가 40세, 최대 심박수 220−40=180회/분

존투 운동은 최대 심박수의 약 60~70% 수준에서 실시하는 중강도 유산소 운동이다. 스마트워치를 이용해 자신의 심박수를 확인하며 운동하면 정확하다. 심박수를 측정할 수 없을 때는 숨이 차지만 대화가 가능한 정도, 그리고 땀이 서서히 나는 상태가 존투 운동의 기준에 해당한다.

존투 구간에서 운동하면 지방을 주요 에너지원으로 사용하게 된다. 이때 미토콘드리아의 수와 기능이 향상되어, 전반적인 에너지 대사 효율이 높아진다. 그 결과 인슐린 민감도가 개선되고, 체지방이 감소하며, 대사 건강이 전반적으로 좋아진다.[26]

존투 운동은 스트레스 해소에 좋다. 존투 운동은 코르티솔 수치를 안정시켜 다이어트에 유리한 환경을 만든다. 수면 질도 향상되어 다음 날 식욕이 줄고, 간식 욕구도 감소한다.

---

24) https://www.drshepherdwellness.com/blog/zone-2-exercise-and-resistance-training-for-metabolic-health

> **대표적인 존투운동**
>
> 빠르게 걷기 (속보), 천천히 조깅, 실외 자전거 타기, 실내 자전거,
> 수영 (느린 자유형 또는 평영), 등산 또는 언덕 걷기, 계단 오르기

존투 운동은 관절과 인대, 근육에 부담이 적다. 운동 초보자나 체중이 많이 나가는 사람도 부상의 걱정 없이 실천할 수 있다. 고강도 운동에 비해 피로감이 적고, 중도 포기의 가능성도 낮다. 그래서 꾸준히 이어가기 쉽고, 지속 가능한 다이어트 습관을 만드는 데 효과적이다.

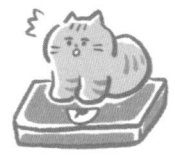

45. 성취 목표가 아닌 작은 행동 목표 세우기

다이어트를 할 때 많은 사람이 큰 성취 목표부터 세운다. "10kg 감량", "허리 28인치 만들기" 같은 이루고 싶은 목표들을 세운다. 하지만 큰 목표는 오히려 독이 된다. 며칠만 지나면 의지는 줄어들고, 목표와 멀어진다고 느껴 포기하게 된다. 다이어트에서 성공하려면 큰 성취 목표보다 작은 행동 목표를 세워야 한다.

작은 행동 목표는 구체적이고, 실현 가능하다. 예를 들어 '이번 주 헬스장 문 3번 통과하기', '매일 5분 스트레칭 하기', '물 3컵 이상 마시기' 등 작은 행동 목표는 당장 할 수 있다. 작아 보여도 이 작은 성공이 쌓이면 습관이 된다.

행동목표로 바꾸면 체중계 숫자가 줄지 않아도, 어제보다 나은 식사를 했다는 자부심. 5분이라도 운동을 했다는 뿌듯함, 헬스장 문만 들어가도 성공했다는 성취감을 느낀다. 이 감정이 다음 행동을 불러온다. 작은 성취가 쌓이면, 점점 큰 변화를 이끌어낸다. 성공은 크기보다 계속하는 '지속'이 더 중요하다.

작은 목표는 실패해도 다시 시작하기 쉽다. 20kg 감량이라는 성취 목표로 삼으면 하루 망쳤을 때 모든 걸 포기하고 싶다. 반면 "하루 10분만 걷기"가 목표였다면 내일 다시 시도할 수 있다. 작기 때문에 쉽게 도전이 가능하다. 자존감을 높이고 싶다면 작은 행동 목표를 이뤘다면 기록한다. 체크리스트로 체크하거나, 캘린더에 표시만 해도 루틴이 된다. 계속 해냈다는 것을 눈으로 볼 때 기분도 좋아지고 자존감도 높아진다. 이 루틴이 쌓이면 결국 다이어트에 성공하고 건강한 몸이 된다.

성취목표가 있다면 매일 할 수 있는 작고 구체적인 행동 목표로 만들자. 하루에 하나씩. 작게 시작하고, 작게 이어가

자. 작은 성공이 모이면 몸도, 습관도, 인생도 바뀐다. 작고, 사소하고, 가볍게 계속하면 다이어트는 쉬워진다.

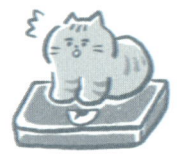

46. 밥 vs 면 vs 빵

흰 쌀밥(이하 밥), 빵, 면 이 3가지 중 무엇을 먹을지 늘 고민이다. 결론부터 말하면, 밥이 그나마 낫다. 밥은 상대적으로 성분이 단순하고, 첨가물이 거의 없기 때문이다.

흰 쌀밥은 겉껍질과 배아가 제거된, 섬유질과 영양소가 거의 사라진 정제 탄수화물이다. 밥은 혈당을 빠르게 올려 혈당 스파이크를 불러오고 인슐린도 자극한다. 밥은 면과 빵에 비해 '원재료 1개'로 만들어진 자연식이다. 가공이나 첨가물이 없다. 밥은 주로 반찬과 함께 먹기 때문에 채소나 건강한 단백질 조합으로 먹을 수 있다. 반찬의 조함에 따라 건강식으로 바꿀 수 있는 여지가 있다.

빵은 정제 밀가루가 주재료다. 설탕, 마가린, 쇼트닝, 첨가물, 색소, 향료까지 들어간다. 당지수가 높고, 트랜스지방이 숨어 있을 수도 있다. 빵의 밀가루는 소화 흡수가 빠르고 혈당 스파이크가 발생한다. 빵은 설탕이 주로 들어가 단맛 욕구를 더 자극한다. 먹고 나서도 단 음식이나 다른 음식이 더 먹고 싶어진다.

면도 대부분 정제 밀가루가 주재료이기 때문에 혈당 스파이크가 발생한다. 여기에 국물, 양념, 소스가 더해져 나트륨과 나쁜 지방이 함께 들어간다. 국물까지 모두 마시면 하루 나트륨 권장량을 초과하기 쉽다. 게다가 면요리는 배가 금방 꺼지는 허기를 느껴 금세 또 음식을 먹고 싶어진다.

가장 좋은 방법은 복합 탄수화물의 자연식을 먹는 것이다. 흰쌀보다는 현미나 잡곡밥이 이상적이다. 하지만 외식이나 회사 식사처럼 선택의 여지가 없을 땐, 다이어트 중이라면 빵과 면보다 밥을 선택하는 것이 다이어트에 도움이 된다.

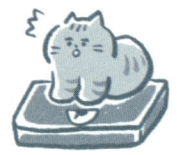

47. 대체면을 활용하기

 면을 좋아하는 사람이라면 대체면을 통해 다이어트를 이어 갈 수 있다. 일반 밀가루 면 대신 건강한 재료로 만든 면을 활용하면 혈당 스파이크를 막고, 포만감도 오래 유지된다. 면을 완전히 끊지 않고 바꾸는 것만으로도 큰 효과를 볼 수 있다.

 곤약면은 대표적인 대체면이다. 칼로리가 거의 없고, 식이섬유가 풍부해 포만감을 오래 준다. 익숙해지면 오히려 일반

면보다 더 담백하고 깔끔하게 느껴진다. 혈당을 거의 올리지 않아 인슐린 분비도 줄여준다. 수용성 섬유질이 많아 한 번에 너무 많이 먹으면 더부룩함이나 가스가 생길 수 있다.

두 번째, 통밀면이다. 정제된 밀가루가 아닌, 껍질과 배아가 포함된 통밀로 만들어져 식이섬유와 미네랄이 있다. 일반 면보다 혈당 지수가 낮고 소화도 천천히 된다. 정제면을 먹을 때보다 배고픔이 덜하다. 시중 통밀면 중 일부는 통밀 함량이 낮을 수 있으므로 성분표를 확인하고 먹는다.

세 번째, 콩으로 만든 면이다. 단백질 함량이 높아 근육 유지에 도움된다. 삶은 콩을 가공한 면은 탄수화물이 적고 포만감은 크다. 고기가 없어도 단백질을 보충할 수 있는 좋은 선택이 된다.

또 다른 대체면으로는 쌀국수, 메밀면, 시라타키면도 있다. 메밀면은 식이섬유와 항산화 성분이 많고, 시라타키면은 곤약과 비슷하게 칼로리가 거의 없다.

면을 포기하지 않고도 다이어트를 성공할 수 있다. 나쁜 탄수화물(정제 밀가루)을 좋은 탄수화물(복합탄수화물)로 바꾸는 것이 핵심이다. 다이어트는 참는 게 아니라 바꾸는 것이다.

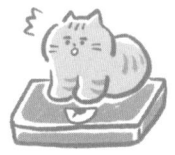

48. 연속 혈당 측정기 활용하기

살이 찌는 근본 원인은 혈당에서 시작된다. 음식을 먹으면 혈당이 오르고, 혈당이 오르면 인슐린이 분비된다. 이 인슐린이 바로 지방을 저장하게 만드는 핵심 호르몬이다. 그래서 다이어트의 본질은 칼로리 싸움이 아니라 혈당 관리 싸움이라 할 수 있다.

연속 혈당 측정기(Continuous Glucose Monitoring / 이하

CGM)는 당뇨병 환자를 위해 개발되었다. 혈당을 측정하기 위해 채혈을 매번해야 했다. 혈당을 측정하지 않는 중간 구간은 확인할 수 없다. 중간 구역 측정과 매번 채혈하는 번거로움을 없애기 위해 만들어졌다.

CGM을 다이어트에 활용하면 긍정적인 효과를 볼 수 있다. 혈당이 올라가는 순간을 눈으로 확인할 수 있다. 혈당이 급격히 올라가는 순간을 CGM을 붙이면 눈으로 데이터가 보인다. 숫자를 통해 음식 조절을 할 수 있다.

같은 300kcal라도 흰쌀밥, 바나나, 식빵, 닭가슴살, 고구마는 혈당 반응이 전혀 다르다. 바나나를 먹고 혈당이 170까지 올랐다면 "앞으로 줄이자"는 자각이 생긴다. 반대로 고구마는 혈당이 천천히 오르며 유지되었다면 "이건 좋은 음식"이라는 확신이 생긴다. 사람마다 음식에 대한 반응이 달라 자신에게 맞는 음식을 찾아낼 수 있다.

CGM을 사용하면 식사 순서나 식사 속도, 스트레스, 수면의 영향도 알 수 있다. 같은 음식을 먹었는데 평소보다 혈당이 더 올랐다면 전날 잠을 못 잤거나 스트레스가 많았던 날일 수 있다. 반대로 천천히 먹고 채소를 먼저 먹었을 때 혈당이 덜 올랐다면 거꾸로 식사법이 효과가 있다는 것을 눈으로 확인할 수 있다. 간헐적 단식 효과도 눈으로 확인할 수 있다.

CGM의 단점은 비용이 비싸다. 기간에 따라 금액이 조금씩 차이는 있지만, 15일 사용 기준 8만원대 ~ 10만원대 초반에 형성되어 있다. CGM의 숫자에 집착하거나, 혈당이 오르는 걸 실시간으로 보면 과도한 불안감을 느껴 스트레스가 되기도 한다.

CGM은 다이어트를 '감'이 아닌 '데이터'로 관리하게 해주는 도구다. 무엇을 먹을 때 혈당이 오르는지, 어떤 식습관이 내 몸에 맞는지를 수치로 확인할 수 있다. 다이어트가 어렵거나 혈당 관리가 필요한 사람이라면 CGM을 통해 자신에게 맞는 식사 패턴을 찾아보자.

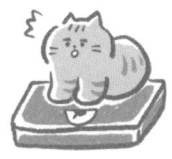

49. 칼로리 계산은 이제 그만

칼로리 계산만으로 다이어트를 성공시키려는 시도는 많은 사람들이 빠지는 함정이다. '먹은 만큼 운동하면 된다'는 단순한 계산법은 실제로는 통하지 않는다. 몸은 단순한 기계가 아니라 복잡한 대사 시스템이다. 칼로리는 참고용일 뿐, 숫자만 보고 음식을 판단하면 잘못된 선택을 하게 된다.

아보카도와 라면을 예로 들어보자. 아보카도 1개는 약 250kcal, 라면 1봉지는 약 500kcal다. 아보카도 2개와 라면

1봉지의 칼로리는 비슷하다. 몸에 미치는 영향은 전혀 다르다. 아보카도는 건강한 지방, 풍부한 식이섬유, 비타민, 미네랄이 가득하다. 혈당을 거의 자극하지 않아 인슐린 분비가 크지 않고 포만감이 오래 유지된다. 반면 라면은 정제 탄수화물, 트랜스지방, 나트륨이 많아 혈당을 급격히 올리고 인슐린을 대량으로 분비시킨다. 이 차이가 장기적으로 체중과 건강을 결정짓는다.

칼로리만 같다고 해서 몸이 똑같이 반응하지 않는다. 같은 칼로리라도 좋은 음식은 대사 건강을 개선하고, 나쁜 음식은 인슐린 저항성을 높여 지방이 더 잘 쌓이게 만든다.

따라서 칼로리 계산보다 음식의 '질'에 집중해야 한다. 자연식품 위주의 식단을 구성하면 칼로리를 일일이 계산하지 않아도 된다. 채소, 통곡물, 견과류, 생선, 계란 같은 음식은 포만감을 높이고 혈당 변화를 완만하게 만든다. 혈당이 급격히 오르락내리락하지 않아 오후에 졸음이 덜 오고, 운동 효율도 높아진다. 반대로 가공식품, 설탕, 흰 밀가루 제품, 튀김류는 칼로리가 같아도 살찌는 체질을 만든다.

결국 칼로리는 참고용 숫자일 뿐이다. 음식을 고를 때는 '영양'을 기준으로 삼아야 한다. 음식의 본질을 보는 눈이 생기면, 자연스럽게 건강해지고 다이어트는 점점 쉬워진다.

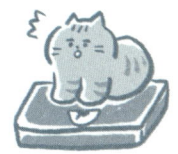

50. 다이어트가 어려운 사람

 다이어트는 누구에게나 쉽지 않다. 하지만 조건에 따라 난이도는 조금씩 달라진다. 남자보다 여자가, 청년보다 중년이, 비만보다 초고도비만이 더 어렵다. 이는 몸의 생리적 차이와 생활 환경이 함께 작용하기 때문이다.

 먼저, 남자보다 여자가 더 어렵다. 여자는 남자에 비해 생리 주기도 있고 호르몬 변화가 심하다. 에스트로겐과 프로게스테론은 식욕을 자극하고, 수분을 저장하게 만든다. 생리 전에는 붓고 체중이 느는 것처럼 느껴진다. 감정 기복도 커져 폭식 위험이 커진다. 여성은 남자에 비해 근육량이 적기 때문에, 같은 운동을 해도 소비 칼로리가 낮아 같은 결과를 얻기 위해 더 많이 노력해야 한다.

나이가 들수록 다이어트는 더 힘들어진다. 기초대사량이 떨어지기 때문이다. 젊을 땐 운동을 안 해도 유지되던 체중이 40대 이후부터는 쉽게 찌고 잘 안 빠진다. 특히 50대 이후엔 근육 감소가 빨라지면서 대사량이 더 낮아지고, 지방은 더 쉽게 쌓인다. 하루라도 젊을 때 시작하는 것이 다이어트를 쉽게 만드는 길이다.

비만일수록 다이어트는 어렵다. 체지방이 많을수록 인슐린 저항성이 심해 먹은 음식이 지방으로 더 잘 저장되고, 살찌는 체질이다. 게다가 나쁜 음식과 야식, 폭식 습관이 오랜 기간 쌓인 경우가 많아 이를 끊는 것이 쉽지 않다. 비만한 사람이 운동도 힘들다. 몸이 무거워 조금만 움직여도 숨이 차고 운동이 뜻대로 되지 않아 재미없고 하기 싫어진다.
하지만 희망적인 점도 있다. 체중이 많이 나가는 사람일수록 시작은 어렵지만, 한 번 속도가 붙으면 감량 폭이 크다.

결국 하루라도 빨리, 그리고 살이 덜 쪘을 때 시작하는 것이 다이어트를 쉽게 만든다.

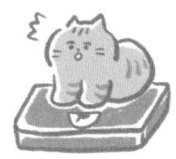

51. 평균 7~8시간 잘 자기

 다이어트를 쉽게 하는 중요한 전략은 '잘 자는 것'이다. 하루에 7~8시간의 수면을 확보하고 깊은 잠을 자는 것으로도 체중 감량 효과를 얻을 수 있다. 잠은 단순히 피로를 푸는 게 아니라, 수면은 몸의 대사를 조절하고, 호르몬 균형을 회복시킨다. 다이어트와 관련된 4개 (인슐린, 렙틴, 그렐린, 코르티솔) 호르몬을 조절하는 핵심이 수면이다.
 수면이 부족하면 몸은 위기(스트레스) 상황으로 인식해 '코르티솔'을 증가시킨다. 이 호르몬은 혈당을 높이고 인슐린 분비를 촉진해 인슐린 저항성을 만든다. 수면이 부족한 사람은 결국 살찌는 체질이 된다.

잠이 부족하면 그렐린(배고픔 호르몬)이 증가하고, 렙틴(배부름 호르몬)은 줄어든다. 이로 인해 배가 고프지 않아도 야식을 찾게 되고, 나쁜 음식을 먹는다. 음식을 먹고 자면 수면의 양과 질은 떨어진다. 이 악순환으로 살이 찌고 건강을 해친다.

잠을 충분히 자면 달라진다. 인슐린 수치가 안정되고, 코르티솔이 낮아진다. 식욕이 줄고, 감정 기복도 줄어든다. 밤 10시~새벽 2시는 성장호르몬이 활발히 분비되는 시간대다. 이때 숙면을 취하면 근육은 회복되고, 지방은 연소된다.

너무 적게 자거나 너무 많이 자도 좋지 않다. 시카고대학교 카터박사 연구에서 충분한 수면(7~8시간), 짧은 수면(5~6시간), 긴 수면(9~10시간)이 체중과 연관성을 살펴 보았다. 다음 표는 6년 종단 연구 결과를 요약한 것이다.[27]

수면 시간	체중 증가	연구 분석 요약
5~6시간	+1.98kg	수면 부족으로 코르티솔 상승과 식욕 호르몬 변화로 체중 증가
7~8시간	기준 그룹	대사 균형이 가장 안정된 구간, 체중 변화 위험 최소
9~10시간	+1.58kg	과수면으로 활동량 감소 및 대사 저하 가능성

27) https://pmc.ncbi.nlm.nih.gov/articles/PMC2279744/

너무 적게 자도 문제가 되고, 너무 많이 자도 문제가 생긴다. 중요한 것은 평균 7~8시간의 양과 질 좋은 수면을 확보하는 것이다. 잠은 단순한 휴식이 아니라, 몸이 회복되고 살이 빠지는 시간이다.

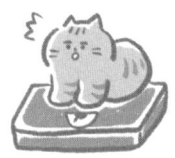

52. 잘 자는 7가지 방법

수면은 체중 관리와 밀접하게 관련돼 있다. 충분하고 규칙적인 잠은 식욕과 대사를 안정시켜 감량이 쉬운 환경을 만들어준다. 숙면하는 구체적인 7가지 방법을 알아보자!

1. 잠자리는 어둡고 조용하게 만든다 : 스마트폰이나 TV의 블루라이트는 수면 호르몬인 멜라토닌 분비를 억제한다. 잠들기 최소 1시간 전에는 블루라이트를 피하는 게 좋다. 침실은

커튼으로 빛을 최대한 차단하고, 소음이 있다면 귀마개를 활용하여 소음도 차단한다.

2. 술을 최대한 피한다 : 술은 겉보기에는 잠을 돕는 것처럼 느껴지지만 실제로는 숙면을 방해한다. 알코올로 인해 자주 깨고 깊은 잠에 들지 못해 피로가 해소되지 않는다. 그 결과 식욕을 자극하는 그렐린은 증가하고, 포만감을 주는 렙틴은 감소해 다음 날 과식을 부른다.

3. 낮잠은 30분 이내로, 늦은 시간은 피한다 : 낮잠은 회복엔 좋지만, 너무 길면 밤잠에 방해된다. 오후 2시 이전, 30분 이내가 좋다.

4. 운동은 규칙적으로 하고 밤 늦은 과한 운동은 피한다 : 운동은 스트레스를 줄이고 숙면을 돕는 호르몬을 활성화해 깊은 잠에 도움이 된다. 하지만 너무 늦은 시간에 과하게 운동하면 오히려 잠이 잘 오지 않는다. 심박수가 높아지고 몸의 각성이 지속되어 수면 리듬이 깨질 수 있기 때문이다. 따라서 운동은 규칙적으로 하고, 너무 늦은 시간에는 가벼운 스트레칭으로 몸을 이완시키는 것이 수면에 도움이 된다.

5. 잠들기 전 샤워·반신욕·족욕 : 따뜻한 물에 몸을 담그면

체온이 잠시 올라갔다가 내려가면서 자연스럽게 졸음을 유도한다. 이때 근육의 긴장이 풀리고 몸이 이완되어 마음이 편안해지며 숙면에 도움이 된다.

6. 복잡한 생각, 업무는 금물 : 잠들기 전 생각이 많으면 뇌는 쉬지 못하고 깨어 있게 된다. 이메일, 뉴스, 내일 일정은 침대에서 멀리 두자. 만약 생각이 떠오를 때마다 억지로 잊으려 하지 말고 종이에 적어보자. 적는 순간 머릿속이 정리되고 마음이 차분해진다. 그렇게 하면 걱정은 잠시 내려놓고 편안한 잠들 수 있다.

7. 낮 시간에 햇볕을 쬔다 : 낮 동안 햇볕을 쬐면 생체 리듬이 조절되어 밤에 더 쉽게 잠들 수 있다. 햇빛은 멜라토닌의 분비 주기를 바로잡고, 비타민 D를 만들어 몸의 활력을 높인다. 햇볕을 받는 습관은 숙면에 도움이 된다.

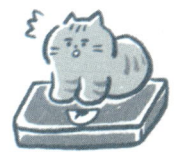

53. 감정을 다스리기

다이어트를 지속하는데 마음속에서 일어나는 부정적 감정은 다이어트를 방해한다. 스트레스, 외로움, 불안, 지루함, 분노 같은 감정이 쌓이면, 뇌는 이를 해소하기 위해 보상 신호를 찾는다. 이때 가장 쉽고 빠르게 찾는 보상 방법은 자극적인 나쁜 음식을 먹는 것이다. 이처럼 나쁜 감정을 해소하려고 먹는 것을 정서적 섭식(Emotional eating)이라 한다.

나쁜 음식(설밀술취초나)은 자극적인 맛으로 뇌의 보상 회

로를 강하게 자극해 순간적으로 기분을 끌어올린다. 하지만 그 효과는 오래가지 않고, 오히려 후회와 죄책감을 불러온다. 다시 이 감정으로 또 다시 음식을 찾게 만드는 악순환을 만든다. 이 경우 **배가 고픈 것이 아니라 마음이 허기진 것이다.**

부정적 감정을 다스리는 것도 중요하다. 부정적 감정이 어디에서 오는지를 파악해야 한다. 스스로에게 물어보자. '요즘 스트레스가 많은가?', '잠이 부족하지는 않은가?', '업무나 공부가 과중한가?', '인간관계에서 문제가 있는가?' 이런 질문을 통해 감정의 근본 원인을 찾아야 한다. 원인을 찾아야 정서적 섭식의 악순환에서 벗어날 수 있다.

감정을 음식이 아닌 다른 방식으로 해소하는 것이 중요하다. 갑자기 허기진 느낌이 들 때 물을 한 잔 마셔보는 방법이 있다. 또는 나가서 햇볕을 쬐며 10분 정도 걸으면 기분이 한결 나아진다. 음악을 듣거나, 신뢰하는 사람과 대화를 나누는 것도 큰 도움이 된다. 누군가에게 속마음을 털어놓는 것만으로도 마음의 무게가 줄어든다.

많은 사람이 '오늘 너무 힘들었으니까 먹어도 돼'라는 생각을 하지만, 그것은 착각이다. 진짜 나를 위하는 행동은 몸을 해치는 음식을 먹는 것이 아니라, 몸과 마음이 회복할 수 있는 시간을 주는 것이다. 충분한 수면과 규칙적인 운동은 감정을 안정시키는 좋은 방법이다. 규칙적으로 운동하면 스트레스에 강해지고, 작은 유혹에도 흔들리지 않는 여유가 생긴다. 잠을 잘 자면 코르티솔(스트레스 호르몬)이 줄고, 세로토닌과 멜라토닌이 정상적으로 분비되어 기분이 차분해진다.

다이어트는 외적인 식습관과 운동도 중요하지만, 내적인 감정 관리도 중요하다. 마음을 다스릴 줄 아는 사람이 몸도 함께 변화시킬 수 있다.

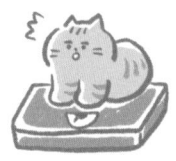

54. 감정 및 스트레스 조절하는 6가지 방법

감정과 스트레스 조절에 실패하면 다이어트가 어려워진다. 감정을 안정시키고 스트레스를 줄이는 7가지 방법을 알아보자.

1. 걷기 : 생각을 비우고 20분 정도 걷기만 해도 스트레스가 줄고 감정이 좋아진다. 햇빛을 받으며 걸으면 세로토닌(감정 조절 호르몬)이 증가하고 기분이 안정된다. 게다가 식후 바로 걷기는 혈당을 낮추는 효과도 있어 일석이조다.

2. 규칙적인 수면 : 수면 부족은 코르티솔을 증가시켜 불면은 감정을 불안정하게 만들고 스트레스를 높인다. 일정한 시간에 자고 일어나는 습관은 감정을 안정시키고 스트레스를 완화한다.

3. 단 음식 피하기 : 감정이 불안하고 스트레스 받으면 단 걸 먹고 싶어진다. 단 음식은 일시적으로 도파민을 올렸다가 더 큰 피로감을 남기고 다시 단 음식을 찾게 된다. 정제된 단 음식을 피하고 과일이나 통곡물 같은 천연식품을 먹어보자.

4. 깊은 호흡 또는 명상 : 1분 만이라도 조용히 눈을 감고 복식호흡하면 감정이 안정되고 스트레스가 낮아진다. 짧은 명상은 자율신경계 균형을 맞추고 불안을 완화하는데 도움이 된다.

5. 물 마시기 : 입이 심심하거나 짜증이 날 때 물을 마셔보자. 수분은 몸의 긴장을 완화하고, 식욕을 억제하는데도 도움이 된다. 게다가 물을 마시면 가짜 배고픔도 이겨낼 수 있다.

6. 혼자 해결하지 않기 : 감정을 억누르지 말고 믿을 수 있는 사람에게 말해보자. 단순한 대화만으로도 스트레스가 풀리고 감정이 잡힌다. 혼자서 해결하려고 하면 감정이 더

쌓이고 폭식이나 과식으로 이어질 수 있다.

7. 좋아하는 운동하기 : 운동은 스트레스를 풀어주고 나쁜 감정을 없애준다. 자신이 좋아하는 운동이라면 더 큰 효과가 있다. 노래 들으며 춤추기를 좋아한다면 춤으로, 바람을 맞으며 자전거 타는 걸 좋아한다면 사이클로 즐기면 된다. 좋아하는 운동으로 땀을 흘리고 나면 마음도 몸도 훨씬 가벼워진다.

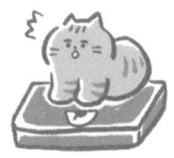

55. 대체 감미료

대체 감미료는 다이어트를 할 때 설탕 대안으로 사용된다. 설탕은 혈당을 급격히 올리고, 인슐린을 자극해서 체지방을 늘리는 주된 원인 중 하나다. 단맛에 익숙해진 사람에게 갑자기 설탕을 끊는 건 쉽지 않다. 이때 설탕 대신 사용하는 것이 바로 대체 감미료다.

대체 감미료는 크게 두 종류다. 하나는 스테비아, 에리스리톨, 알룰로스처럼 자연에서 추출 가공한 감미료다. 다른 하나는 아스파탐, 수크랄로스, 사카린처럼 인공적으로 만든

합성 감미료다. 이 둘은 공통적으로 칼로리가 거의 없고, 혈당을 자극하지 않기 때문에 다이어트에 유리하다고 알려져 있다. 스테비아와 알룰로스는 GI(혈당지수)가 0에 가까워 인슐린 분비를 거의 유도하지 않는다. 설탕 대체제로 사용하면 단맛은 유지하면서도 체중 증가를 막는 데 도움이 된다.

그러나 모든 대체 감미료가 좋은 것은 아니다. 에리스리톨, 자일리톨 등 당알코올류는 과다 섭취 시 설사나 복통, 가스 등을 유발할 수 있다. 또 수크랄로스나 아스파탐 같은 합성 감미료는 장내 미생물 균형에 영향을 줄 가능성이 있다.

장기적으로 대체 감미료는 단맛 자극에 대한 민감도를 떨어뜨릴 수 있다. 단맛을 계속 유지하면, 입과 뇌는 더 단 음식을 계속 찾게 된다. 단맛은 단맛을 부른다. 대체 감미료에 이어 진짜 설탕이나 나쁜 음식으로 이어진다.

따라서 다이어트의 핵심은 설탕을 대체하는 것이 아니라 단맛에 대한 의존을 줄이는 것이다. 부득이하게 단 음료를 마셔야 한다면 대체 감미료가 들어간 제품을 선택하되, 그마저도 일시적인 보조 수단으로만 사용하자.

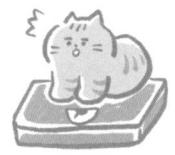

56. 치팅 데이

치팅데이(cheat day)란 다이어트 중 하루나 한 끼를 정해 제한 없이 먹는 것을 말한다. 이는 일종의 간헐적 자기 보상으로, 마음껏 먹어 스트레스는 줄이고, 다시 다이어트를 이어가게 도와준다는 개념이다. 심리적 장점이 있어 보이지만, 잘못하면 해가 된다.

가장 큰 문제는 '폭식'을 정당화한다는 점이다. 일주일을 잘 참다가 하루 폭식으로 식습관의 균형이 무너진다. 먹는 음식이 나쁜 음식(설·밀·술·튀·초·나·담)일 경우가 많아 지금까지 쌓았던 노력이 빠르게 무너질 수 있다.

치팅 데이의 또 다른 문제는 '중독성 회귀'다. 단 음식을 참다가 치팅데이 때 다시 맛보면, 뇌의 보상회로가 재활성된다. 자극적인 음식이 다시 강하게 끌리고, 다음 날 건강식이 맛없게 느껴져 식단 복귀가 어렵다.

치팅데이는 무조건 나쁜 것만은 아니다. 다이어트를 유지하려면 심리적인 여유와 일상의 환기가 필요하다. 회식이나 여행 중에는 어느 정도의 치팅을 허용할 수 있다. 하지만 나쁜 음식이나 과도한 양을 무제한으로 허용해서는 안 된다.

다이어트 성공을 위한 치팅데이를 위한 3가지 조건

1. 자연식 중심 : 나쁜 음식(설·밀·술·튀·초·나·담)을 제외한 음식으로 포만감 있게
2. 약간의 허용 : 정말 먹고 싶은 음식을 곁들이는 정도는 허용
3. 특별한 날 한 끼 만 : 회식이나, 생일, 모임 등을 끼고 한 끼 정도 허용

치팅데이는 다이어트 감량기보다 유지기에 활용하는 것이 좋다. 감량 중에는 큰 도움이 되지 않으며, 스트레스를 풀기 위한 목적이라면 음식이 아닌 보상 방식이 더 효과적이다. 운동, 산책, 낮잠, 대화, 영화 감상처럼 마음을 회복시키는 방법을 찾아보자.

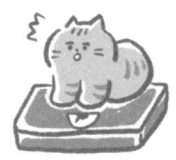

57. 이벤트를 조심하라!

생활 패턴이 크게 바뀌는 전환기에는 체중이 쉽게 증가한다. 결혼, 대학 입학, 취업 같은 인생의 큰 변화가 대표적이다. 이유는 환경과 습관이 급격히 변하기 때문이다.

결혼 후에는 식사 패턴이 바뀐다. 혼자 살 때는 대충 때우던 끼니가, 부부 생활이 시작되면 식탁이 풍성해진다. 반찬 가짓수가 늘고, 외식이나 배달 빈도도 증가한다. 상대방의 식습관이 내 식습관이 된다. 늦은 저녁 식사, 술자리, 간식 공유가 잦아진다. 부부가 함께하는 시간은 좋지만, 무심코 먹는 양이 늘어나 체중이 서서히 오른다.

대학 입학도 비슷하다. 집을 떠나 기숙사나 자취를 시작하면 식사 관리가 느슨해진다. 새벽까지 이어지는 과제, 모임, 술자리로 수면과 식사 시간이 뒤죽박죽 된다. 야식과 패스트푸드 비중이 높아진다. 집밥보다 칼로리와 나트륨이 많은 음식을 자주 먹게 된다.

취업 후에는 스트레스와 피로가 문제다. 긴 근무 시간과 회식 문화로 인해 운동할 시간이 줄고, 식사는 불규칙해진다. 점심은 회사 근처 식당에서 고열량 메뉴를 먹고, 저녁에는 회식이나 배달 음식으로 해결한다. 앉아서 근무하는 시간이 길어져 활동량이 크게 줄어든다.

이벤트 시기의 공통점은 '습관의 무너짐'이다. 이전에 유지하던 식습관, 수면 패턴, 운동 루틴이 변화로 바뀐다. 새로운 환경에 적응하느라 정신적 여유가 없어, 건강 관리가 후순위로 밀린다. 사람은 익숙한 패턴이 깨질 때 스트레스가 증가하고, 음식으로 해소하려는 경향이 강해진다.

예방 방법은 '변화 전 준비'다. 결혼 전에는 두 사람이 함께 건강한 식습관을 만들고, 대학 입학 전에는 혼자서도 간단히 조리할 수 있는 방법을 익힌다. 취업 전에는 점심·저녁 대체 가능한 건강 메뉴를 미리 찾아둔다. 생활 변화 속에서도 유지할 최소한의 운동 습관을 정해두는 것이 중요하다. 주 2~3회, 30분만이라도 꾸준히 하면 패턴 붕괴를 막을 수 있다.

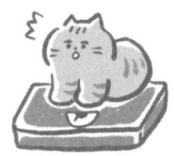

58. 작지만 강력한 에너지 소모(NEAT)

 다이어트를 위해 운동을 떠올리면, 대부분 헬스장에서 땀 흘리거나 힘든 근력 운동을 생각한다. 하지만 하루 동안 우리가 소비하는 에너지 중에는 운동이라고 인식하지 못하는 사소한 움직임이 놀랄 만큼 큰 비중을 차지한다. 이 보이지 않는 에너지 소비가 바로 비운동성 활동 대사(이하 NEAT, Non-Exercise Activity Thermogenesis)이다.

NEAT란, 운동이라는 인식하지 않는 일상 속 움직임으로 인해 에너지 소비를 말한다. 예를 들어 엘리베이터 대신 계단을 오르거나, 버스를 기다리며 몸을 꼼지락거리는 행동, 집에서 청소를 하거나, 직장에서 화장실까지 걸어가는 것 같은 움직임이 모두 NEAT에 해당 한다. 작고 무의식적인 움직임 하나하나가 상당한 에너지를 소모하게 된다.

하루 동안 소비하는 전체 에너지는 세 가지로 나뉜다. 큰 비중을 차지하는 것이 '기초대사량(BMR)'이다. 기초대사량은 아무것도 하지 않아도 몸이 생명을 유지하기 위해 쓰는 에너지다. 전체의 약 60~70%를 차지한다. 기초대사량이 높은 사람은 쉽게 살이 잘 찌지 않는다. 다음은 음식을 소화하고 흡수할 때 사용하는 식사 유도 열생성(TEF)으로, 전체의 약 10% 정도를 차지한다.

나머지 20~30%는 활동을 통해 소모되는 에너지다. 이 활동에는 운동뿐 아니라 NEAT도 포함된다. 운동은 시간을 내서 하는 활동이라면, NEAT는 시간을 따로 내지 않아도 되는 일상 속 짧고 사소한 움직임을 말한다. NEAT는 살이 찌기 쉬운 환경에서 살아가는 현대인에게 중요하다.

연구에 따르면, 동일한 식사량을 유지하더라도 NEAT가 높은 사람은 낮은 사람보다 하루에 300~600kcal 더 소모한다.[28] 이 수치는 한 달이면 9,000~12,000kcal 이며 체지방 약

---

28) https://pmc.ncbi.nlm.nih.gov/articles/PMC6058072/

1~2kg에 해당하는 에너지다. 큰 노력 없이 걷고, 서고, 움직이는 것만으로도 체중 관리에 도움이 된다.

NEAT는 '생활 속의 운동'이다. 따로 시간을 내지 않아도, 특별한 장비가 없어도, 일상에 조금만 의도만 가지면 살은 자연스럽게 빠질 수 있다. 작은 움직임이 다이어트를 더 쉽게 한다.

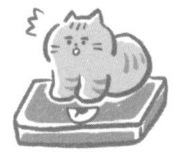

59. NEAT 20가지

다음은 일상생활에서 실천할 수 있는 NEAT 활동 20가지 추천 목록이다.

1. 계단 이용하기 :
엘리베이터나 에스컬레이터 대신 계단으로 간다.
2. 한 정거장 먼저 내려 걷기 :
대중교통 이용 시 한 정거장 먼저 내려 걷는다.

3. 전화할 때 걷기 :

전화 통화할 때 일어나거나 걸으면서 한다.

4. 마트에서 카트 대신 바구니 이용 :

장바구니가 카트보다 1.8배 에너지 소모한다.

5. 대중교통 이용 시 서서 가기 :

앉는 것보다 에너지 소모가 더 크다.

6. 식사 후 바로 설거지하기 :

설거지를 통해 활동하면 혈당 상승 방지한다.

7. 조금 먼 곳에 주차하기 :

주차할 때 일부러 먼 곳에 주차하고 걸어 간다.

8. 서서 빨래 개기 / 서서 다림질하기 :

앉는 대신 일어나면 에너지 소모가 크다.

9. 강아지 산책 시키기 :

반려동물이 있다면 식사 후 산책하면 혈당 상승 방지한다.

10. 아이들과 함께 뛰어놀기 :

아이들과 놀아주면서 자연스럽게 몸을 움직인다.

11. 물 마시러 가기 :

물을 마시기 위해 자주 자리에서 일어나면 에너지 소비가 늘어난다.

12. 대화하며 산책하기 :

친구나 가족과 대화하며 산책 한다.

13. 커피를 걸으면서 마시기 :

커피숍 앉기보다 산책하며 걸으면서 커피 마신다.

14. 스트레칭 자주 하기 :
화장실을 가거나, 기다릴 때 스트레칭을 한다.

15. 서서 TV 시청하기 :
TV를 볼 때 소파에 앉는 대신 서서 본다.

16. 30분~60분 사이에 한 번 일어나기 :
혈액순환도 좋아지고 에너지 소모도 된다.

17. 혼자 걸을 때 조금 빠르게 걷기 :
일반 걷기보다 약 1.5배 에너지 소모량 된다.

18. 기다리는 중 발뒤꿈치 들기 운동 :
다리 혈액순환과 에너지 소모에 도움된다.

19. 모션(스탠딩) 데스크 사용하기 :
서서 일(공부)할 수 있는 모션 데스크 사용한다.

20. 정리 정돈 청소하기 :
공간도 깨끗해지고, 에너지도 소모할 수 있다.

NEAT는 일상생활 속에서 많은 곳에 할 수 있다. 작은 의식적으로 움직임을 늘리면 다이어트에 도움이 된다.

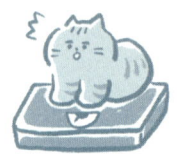

60. 맨 몸 운동 5가지

집이나 야외에서 맨몸으로 할 수 있는 운동 5가지다. 기구는 필요 없고, 공간만 조금 있으면 된다. 영상 검색으로 쉽게 배울 수 있다.

1. 스쿼트 : 하체 강화 운동
어깨너비로 서서 엉덩이를 뒤로 빼며 천천히 앉는다. 허벅지 자극을 느끼며 앉았다 일어난다. 무릎이 발끝을 넘지 않게 한다. 스쿼트가 힘들면 의자 이용하여 스쿼트 할 수 있다.

2. 런지 : 허벅지와 엉덩이 자극
한 다리를 앞으로 내 딛고 무릎을 90도 굽힌다. 뒷무릎은 바닥 가까이 내린다. 다시 원래 자세로 일어난다. 좌우 다리를 반복해서 운동한다. 런지는 하체 근력과 균형에 도움이 된다.

3. 푸쉬업 : 상체 근력 운동

팔을 어깨너비로 벌리고 엎드린다. 팔을 굽혀 몸을 내렸다 밀어올린다. 어려운 경우 무릎 대고 하면 쉽게 하면 된다. 팔 벌리는 폭에 따라 자극 부위 달라진다.

4. 플랭크 : 코어 근육 강화

팔꿈치와 발끝으로 버티며 몸을 일자로 유지한다. 엉덩이가 들리거나 처지지 않게 한다. 코어근육 및 전신 운동이다. 시간을 늘려가며 운동의 강조를 조정한다.

5. 카프레이즈 : 종아리 단련

어깨너비로 서서 뒷꿈치를 천천히 들어 올린다. 엄지로 들어올린다는 느낌으로 최대한 높이들어 1~2초 유지 후 내리기 반복한다. 계단을 활용하면 반대로 내리는 스트레칭도 가능하다. 이 운동은 종아리 탄력과 하체 혈액순환 도움된다.

이 밖에도 윗몸 일으키기, 매달리기 등 맨 몸 운동이 있다. 꾸준히 반복하면 근력과 체형 개선에 효과 크며 하루 10분 투자로 몸의 변화를 느낄 수 있다.

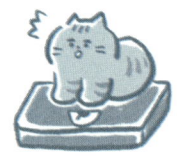

61. 애플사이다비니거 이용하기

애플사이다비니거(Apple Cider Vinegar, 이하 애사비)는 다이어트를 도와주는 보조 식품으로 추천한다. 애사비는 사과식초의 일종이다. 애사비의 주된 성분은 아세트산(초산)이며, 이 맛은 톡 쏘는 신맛이 강하다. 애사비는 혈당 조절, 식욕 억제, 소화 개선 등 다이어트에 도움되는 요소들이 있다.

애사비는 혈당 조절에 도움이 된다. 애사비는 혈당 스파이크를 억제해 인슐린 과잉 분비를 막아준다. 혈당이 안정되면 식후 졸림, 과식 욕구도 줄어든다.

애사비는 강한 산성 식품이다. 애사비 원액 그대로 마시면 식도, 위장 점막, 치아 손상을 줄 수 있다. 공복에 마시는 걸 피해야 한다. 가급적 물이나 탄산수(무설탕)를 섞어 마신다. 애사비를 과도하게 섭취하면 속 쓰림, 설사, 치아 손상 등 부작용이 나타날 수 있다.

- 물 또는 탄산수 200~~300ml에 애사비 1~2 작은술 희석해서 음용
- 여름에 얼음을 넣어 탄산음료 대신 마시면 좋음
- 하루 2회 이하로 음용 (산성이 강해서)
- 속 쓰림 있는 사람은 식후에 마시거나 피할 것

애플사이다비니거는 다이어트를 해결해주는 근본적인 약은 아니다. 다이어트를 보완해주는 도구로 나쁜 음료(탄산음료, 술) 대신 사용하면 좋은 대안이 된다.

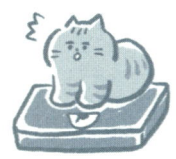

62. 다이어트 멘탈 관리법

다이어트 중 멘탈이 흔들리면 식단도, 운동도 이어지지 않는다. 끝까지 해내는 사람은 결국 마음을 다스린 사람이다. 다음의 7가지 방법으로 다이어트 멘탈을 단단히 관리해 보자.

1. '의지' 대신 '환경'을 바꿔라
다이어트는 의지로 버티는 게 아니라 환경으로 유지하는 일이다. 유혹이 많은 현실 속에서 의지는 금세 약해지지만, 환경은 나를 계속 움직이게 만든다. 예를 들어 냉장고 속 간식을 치우고, PT 선생님과 운동 약속을 잡는 것처럼 스스로를 지킬 수밖에 없는 환경을 만드는 것이다. 패자는 의지를 바꾸려 하지만, 승자는 환경을 바꾼다.

2. 숫자에 집착하지 마라

체중계 숫자에 집착하면 멘탈이 흔들리고 다이어트에 실패한다. 수분, 생리주기, 변비, 신체리듬 등 수많은 요인으로 체중은 변한다. 눈바디, 몸의 가벼움으로 평가하면 된다. 몸무게는 한 번에 내려가기 보다 늘 오르락 내리락하며 주식 그래프처럼 변동하면서 내려간다. 몸무게 숫자에 집착하지 말자.

3. 내 뱃속에는 짜장면 100그릇이 있다.

나도 간헐적 단식을 하거나 배고픔을 느낄 때가 있다. "내 뱃속에는 짜장면 100그릇이 있다"라는 말을 떠 올린다. 내 뱃속의 체지방은 단순한 살덩이가 아니다. 과거 먹은 짜장면, 치킨, 피자 등이 모여 만든 에너지 창고다. 이 창고가 있는 한 에너지가 모자라 죽을리 없다. 공복 시간은 굶는 것이 아니라 뱃속 짜장면을 먹고 있는 시간이다 라고 생각하자.

4. 먹는 것 말고 즐거운 것을 찾는다.

먹는 즐거움 대신 새로운 즐거움을 찾아야 멘탈이 버틴다. 먹는 것 대신 산책, 음악, 운동, 취미 같은 새로운 보상을 찾으면 좋다. 예를 들어 운동 후 땀 흘린 개운함, 체중 줄어드는 재미, 예쁜 옷 입는 기쁨이 그것이다. 먹는 대신 누릴 즐거움이 생기면 멘탈이 무너지지 않는다.

5. 지금까지 잘해온 것에 집중하라

완벽한 사람은 없다. 일주일 중 1,2번 정도 흔들리거나 힘든 것이 당연하다. 자신의 기록을 돌아보며 못 한 것이 아닌 잘한 것에 집중한다. "운동 3번이나 했고, 식단도 5일은 잘 했어!"라고 성공을 돌아본다. 과거의 성공들은 근거 있는 자신감이 되어 멘탈을 잡아준다.

6. 친구나 가족과 함께 한다.

혼자 하면 실패하기 쉽다. 친구나 가족이 함께 한다면 서로 응원하고 이해하게 된다. 함께 운동하고, 함께 식사하면 외롭지 않다. 서로의 변화를 지켜보며 격려하면 지속이 쉽다. 힘들 때 옆에 누군가 있다는 것만으로도 큰 위로가 되고 멘탈을 잡아준다.

7. 성취 목표가 아닌 행동 목표로 만든다.

"5kg 감량" 같은 성취 목표는 쉽지 않은 목표다. 숫자에 집착하면 조급해지고 쉽게 지친다. 대신 "매일 헬스장 문 넘기", "매일 체중 측정하기", "저녁 7시 이후 금식하기"처럼 구체적이고 실행 가능한 행동 목표로 바꾼다. 행동은 내가 직접 통제할 수 있지만, 목표한 숫자는 그렇지 않은 경우가 많기 때문이다. 행동 목표로 바꾸고 꾸준히 실행하면, 멘탈은 더 단단해진다.

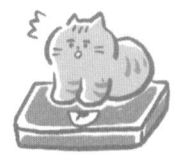

63. 특별한 방법으로 다이어트 하지 말기

특별한 방법으로 다이어트하면 특별함이 사라지면 원래대로 돌아간다. 사람들은 '특별한 다이어트법'에 끌린다. 예를 들어 '단백질 쉐이크만 마시기', '디톡스 주스 다이어트', '하루 500kcal 식단', '원푸드 다이어트' 등이 있다. 처음에 단기간에 체중이 줄어들어 성공한 것처럼 느껴진다.

특별함은 이벤트처럼 끝나고 일상이 찾아오면 몸은 다시 원래대로 돌아간다. 체중도, 식습관도, 생활 습관도 모두 원래대로 돌아간다. 심지어 기초대사량 감소되거나 근손실이 되어 더 나쁜 몸이 되기도 한다.

해결책은 의외로 단순하다. **특별한 다이어트가 아니라 '지속 가능한 다이어트'를 해야 한다.** 앞서 소개했던 작은 습관들, 건강한 음식을 먹는 방법 등이 생활 속 작고 지속할 수 있는 방법들이다. BTS 다이어트는 특별한 다이어트라 보다 건강하기 위한 가장 기본적인 방법들이다.

- 나쁜 음식을 최대한 피한다 (Bad food stop)
- 간헐적 단식으로 공복시간을 가진다(Time-Restricted Eating)
- 잠을 충분한 시간 푹 잔다 (Sleeping well)
- 운동을 주 3회 이상한다 (Trainning)
- 스트레스 관리를 한다 (Stress management)

BTS의 다섯 가지는 단기 이벤트가 아니라 평생 지켜야 할 건강 루틴이다. 요요 없는 다이어트는 거창한 비법이 아니라, 생활 속 기본적인 습관에서 완성된다. 화려하고 특별한 방법보다 기본인 BTS 5가지를 지키면, 몸은 가벼워지고 삶은 더 건강해진다.

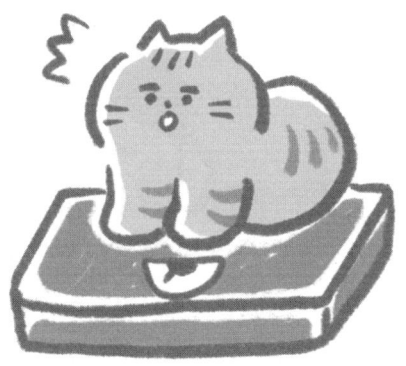

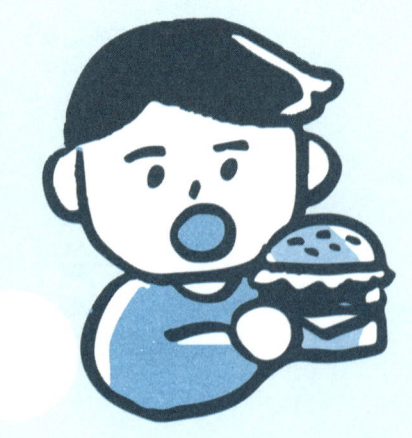

Part 4

BTS 다이어트
4주 플랜

다이어트는 의지가 아니라
시스템이다.

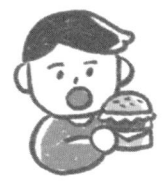

BTS 다이어트 0주차

다이어트 0주차는 준비시간이다. 처음부터 무리하게 시작하기보다 몸 상태 파악, 환경설정, 예행연습, 다이어트 전 기록을 통해 준비한다.

첫 번째, 인바디 및 현재 몸 상태 체크한다. 체중보다 중요한 건 체성분이다. 체지방률, 근육량, 내장지방을 확인한다. 당뇨, 고지혈증, 고혈압 등 질환이 있다면 다이어트 전에 의사 상담부터 한다. 지금 내 몸을 모르면 방향을 잡을 수 없다.

두 번째, 간식을 줄인다. 인슐린 자극 시간을 줄이기 위해서다. 배고프지 않아도, 입이 심심해서 먹는 간식은 다이어트에 방해된다. 대부분 간식은 설탕, 밀가루, 술, 튀김, 초콜릿, 나트륨(짜게 먹기) 형태다. 0주차에는 간식이 당길 땐 식사를 포만감 있게 먹고 나쁜 간식을 피한다. 견과류나 베리류처럼 좋은 간식을 준비해 둔다.

세 번째, '설·밀·술·튀·초·나·담'을 제한한다. 평소대로 먹되, 예행연습을 해본다. 이 7가지는 중독성이 강해 바로 끊기 어렵다. 자연식품(채소, 단백질, 좋은 지방, 복합탄수화물) 중 내 입에 맞는 음식들을 미리 찾아둔다. 이 나쁜 음식들이 집 안에 눈에 띄지 않게 치워두는 것도 0주차에 할 일이다.

네 번째, 운동 공간을 확보한다. 헬스장 등록이나 홈트 공간 정리 등 환경을 만들어두자. 당장 운동하지 않아도 괜찮다. 꾸준히 할 수 있는 시간과 장소를 미리 정한다. 가까운 PT 센터, 공원, 집 안 작은 공간이라도 괜찮다. 미리 알아두면 실행력이 높아진다.

다섯 번째, 기록한다. 눈바디(전신사진), 체중, 인바디 수치를 남긴다. 체중은 매일 아침 공복에, 인바디와 전신사진은 주 1회 기록으로 남긴다. 변화를 감각으로 쉽게 느껴지지 않기 때문에 수치나 사진으로 확인될 때 더 강력한 동기가 된다.

다이어트는 의지가 아니라 시스템이다. 0주차는 평소처럼 한다는 편한 마음으로 적응하면 된다. 이 책에 있는 다이어트 팁을 미리 익히는 시간으로 활용한다. 다만
"다음 주부터 다이어트니까 지금은 먹고 싶은 거 다 먹자."
"최후의 폭식 한 번만 하자."
이런 생각은 금물이다.

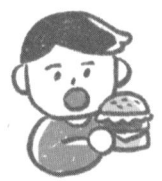

BTS 다이어트 1주차

다이어트를 본격적으로 시작한 첫 주. 몸과 마음 모두 가장 혼란스러운 시기다. 이 첫주가 가장 어렵다. 이 5가지 원칙만 몸에 익힌다 생각하고 시작하자.

첫째, 16:8 간헐적 단식 주 3회 한다. 처음엔 배고픔이 낯설다. 아침 건너뛰기 또는 저녁 건너뛰기를 통해 한 끼만 안 먹는 연습한다. 자신에게 맞는 16:8을 찾아본다. 먹어도 되는 8시간 동안은 3끼, 또는 2끼로 좋은 음식으로 포만감 있게 먹어도 된다. 16:8을 적응하기 위해 주 3회로 한다. (16:8이 쉽게 느껴지면 주 7회 해도 됨)

둘째, 나쁜 음식 금지한다. 설·밀·술·튀·초·나·담 이 7가지만 피해도 체중은 반응한다. 내 입맛에 맞는 자연식품(채소, 단백질, 지방)으로 포만감 있게 배부르게 먹으면 된다. 처음에는 나쁜 음식을 끊는 것이 매우 어렵다. 시간이 지나면 입맛은 변하고 나쁜 음식 중독에서 벗어나니 이 시기에는 참는다.

셋째, 운동 주 3회 이상 가볍게 한다. 운동은 꾸준함이 중요하기 때문에 무리하지 않고 지속하는 것이 중요하다. 처음에는 30분 정도 걷기만 해도 충분하다. 헬스장에 등록하지 않아도 되고, 집 근처나 공원에서도 충분히 가능하다. 이 시기는 몸이 운동에 익숙해지는 기간이다. 숨이 차거나 근육통이 올 정도로 억지로 하지 않아도 된다. 주 3회 이상, 꾸준히 몸을 움직이며 습관을 만드는 데 집중하자. (운동에 익숙한 사람은 강도를 높인다)

넷째, 간식 및 야식 금지한다. 간식은 대부분 설탕, 밀가루, 기름, 나트륨이 많은 나쁜 음식이다. 간식이 당길 땐 견과류나 베리류처럼 좋은 간식으로 대신한다. 공복에는 간식을 피하고, 무설탕 차나 블랙커피, 물로 입을 달랜다. 야식도 피해야 한다. 야식은 대부분 나쁜 음식이며 숙면을 방해해 다음 날 피로와 식욕 증가로 이어진다. 따라서 저녁은 영양이 풍부한 음식으로 배부르게 먹어 간식과 야식을 방지한다.

다섯째, 잠을 충분히 푹 잔다. 하루 평균 7~8시간의 깊은 잠을 자는 것을 목표로 한다. 잠자리에 들기 2~3시간 전에는 식사를 마쳐야 내장이 쉬고, 숙면이 가능하다. 성장호르몬은 밤 10시부터 새벽 2시 사이에 가장 활발하게 분비된다. 이 시간에 깊이 잠들면 회복과 지방 분해가 촉진된다. 가능하면 10~11시에 잠드는 습관을 들이자.

다이어트 1주차는 '적응기'다. 처음에는 5가지가 낯설다. 1주차를 통과하면 조금씩 쉬워진다. 사실상 1주차가 가장 어렵다. 이 주가 지나면 공복이 익숙해지고, 식욕은 줄어든다. 처음 1주일 통과했다면 반은 성공한 셈이다.

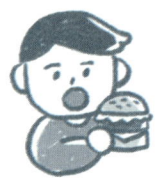

BTS 다이어트 2주차

다이어트 2주차는 간헐적 단식을 적응하는 시간이다. 1주차를 통과했다면 2주차는 훨씬 수월하다. 1주차와 가장 달라지는 것은 16:8 간헐적 단식을 매일 하는 것이다.

1) 매일 16:8 간헐적 단식
2) 나쁜 음식 금지
3) 운동 주 3회 (근력 운동 1회 포함)
4) 간식 및 야식 금지
5) 잠 충분히 잘 자기

16:8 간헐적 단식을 매일 실행해서 몸에 익히는 시간이다. 아침을 건너뛰는 방식도 좋고, 저녁을 건너뛰는 방식도 좋다. 자신에게 맞는 16:8 간헐적 단식을 일주일 매일한다. 다만, 나쁜 음식(설·밀·술·튀·초·나) 섭취 금지, 운동 주 3회 이상 (근력 운동 1회 포함), 간식 및 야식 금지는 계속 이어가야 한다.

운동에 근력 운동를 꼭 1회 이상한다. 기존에 근력 운동을 하고 있었다면 계속하면 된다. '근손실'을 잘 체크해야 한다. 체지방이 아닌 근육이 빠지면 잘못된 다이어트가 된다. 근육량이 줄면 결국 요요현상으로 이어져 더 나쁜 몸이 된다. 다이어트에서는 근육량을 지키는 것은 중요하다. (근육량이 높아지면 긍정적임)

※ 3주차로 넘어가기 전에 2가지를 체크

1) 16:8 간헐적 단식을 매일 했는가?
2) 인바디를 측정했을 때, 처음보다 근손실이 없는가?
   (0.5kg까지는 허용)

매일 16:8 간헐적 단식했고, 인바디 근손실이 없다면 3주차로 넘어간다. (인바디 측정의 시점과 환경에 따라 근육이 불규칙하게 나올 수도 있어 0.5kg까지는 허용) 만약, 이 2가지

중 하나라도 하지 못했다면 2주차를 한 번 더 진행한다. 근손실이 있을 경우 근력운동을 더 추가하여 근손실을 최대한 방지한다.

2주차를 완성했다면 이제 BTS 다이어트 절반을 지났다. 3주차로 넘어가자!

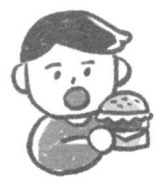

BTS 다이어트 3주차

3주차에 돌입했다면 BTS 다이어트가 조금 쉬워졌을 것이다. 3주차는 23:1 간헐적 단식을 1번 하는 시도를 가진다.

1) **16:8 간헐적 단식 6회 + 23:1 간헐적 단식 하루**
2) 나쁜 음식 금지
3) 운동 주 3회 (근력운동 1회 포함)
4) 간식 및 야식 금지
5) 잠 충분히 잘 자기

3주차에는 탄력을 붙이기 위해서 23:1 간헐적 단식(1일 1식)을 하루를 추가한다. 두 끼를 먹지 않는다고 겁먹을 필요 없다. 2주차 때까지 했던 16:8에서 한 끼만 더 건너뛰면 된다. 처음에는 23시간 공복이라 생각하니 무섭고 쓰러지면 어떻게 하지라는 생각한다. 막상 해보면 쉽다는 의견이 대부분이다. 23:1 간헐적 단식을 일주일 중 컨디션이 가장 좋은 날에 하거나, 상황이 가장 좋은 시간으로 1주일에 1번 한다.

※ **4주차로 넘어가기 전에 2가지를 체크**

1) 16:8(6회), 23:1(1회) 간헐적 단식에 했는가?
2) 인바디를 측정했을 때, 처음보다 근손실이 없는가?
   (0.5kg까지는 허용)

이 2가지 중 하나라도 하지 못했다면 3주차를 한 번 더 진행한다. 3주차는 23:1 간헐적 단식을 익히는 주간이다. 근손실 없이 23:1을 한 번 진행했다면 마지막 4주차로 넘어가자!

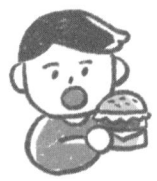

BTS 다이어트 4주차

다이어트 4주차에 돌입했다. 다이어트가 몸에 익었을 것이고, 몸도 가벼워졌을 것이다. 4주차에는 탄력을 받아 23:1 간헐적 단식을 2번 시도한다.

1) 16:8 간헐적 단식 5회 + **23:1 간헐적 단식 2회**
2) 나쁜 음식 금지
3) 운동 주 3회 (근력운동 1회 포함)
4) 간식 및 야식 금지
5) 잠 충분히 잘 자기

4주차는 23:1 간헐적 단식을 이틀로 늘린다. 일주일 중 23:1하기 편하거나 컨디션이 좋은 날로 선택한다. 단, 이틀 연속으로 23:1 간헐적 단식은 피한다. 이틀 연속으로하면 근손실이나 몸에 무리를 줄 수 있기 때문이다.

> ※ 유지기로 넘어가기 전에 2가지를 체크
>
> 1) 16:8(5회), 23:1(2회) 간헐적 단식에 했는가?
> 2) 인바디를 측정했을 때, 근손실이 없는가?

4주차는 23:1 간헐적 단식을 2번 했고, 근손실이 없다면 유지기로 넘어간다. 만약 다이어트를 더 하고 싶다면 3, 4주차를 계속 반복해서 진행하면 된다.

축하한다. 드디어 BTS 다이어트를 졸업이다!

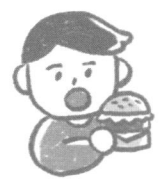

BTS 다이어트 유지기

    4주 동안 몸은 어떻게 되었는지 기록을 돌아보자. 원하는 성과가 있었다면 유지기에 돌입해도 좋다. 반대로 성과가 없었다면 잠시 쉬는 시간을 가지고 0주차로 돌아가서 다시 도전하기 바란다. 체중이 늘어나거나 다이어트가 필요할 때는 다시 0주차로 시작하면 된다.

    유지기라고 해도 나쁜 음식들을 마음껏 먹지 않는 것을 권장한다. 다이어트는 곧 건강이고, 습관이다. 살이 찌지 않는 체질로 돌아 왔다면 가끔 먹고 싶은 것도 즐기고, 술도 한 잔 할 수 있다. 지금까지 익힌 건강한 방법을 즐기면서 습관으로 만드는 것이 관건이다.

1) 16:8 간헐적 단식 꾸준히 하기
2) 나쁜 음식 피하기 (주 1~2회 즐김)
3) 운동 주 3회 (근력 운동 주 1회 이상)
4) 간식 및 야식 피하기
5) 여전히 충분히 잘 자기

BTS 다이어트는 끝났지만, 진짜 인생은 지금부터 시작된다. 나쁜 음식을 피하고, 시간제한 단식으로 인슐린 저항성을 낮추고, 잘자고, 운동하고, 스트레스 관리하자!

이제부터는 BTS 다이어트라 부르지 말고 'BTS 건강 습관'이라 부르자! 인생이 끝날 때까지 날씬하고, 즐기면서, 건강한 라이프 스타일로 행복하기를 기원한다.

> B : Bad food Stop
> T : Time-restricted eating
> S : Sleeping well
> B : Bad food Stop
> T : Training
> S : Stress management

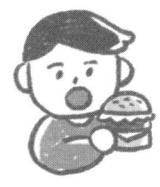

BTS 다이어트 플래너

BTS 다이어트 0주차 체크리스트 (준비기)

목표: 환경 세팅 + 예행 연습 + 기록 시작

▶ 현재 상태 점검
[ ] 인바디 측정 (체중, 체지방률, 근육량, 내장지방)
[ ] 눈바디 촬영 (전·측·후면)
[ ] 건강검진 또는 의사 상담 (당뇨, 고혈압, 고지혈증 등 있는 경우)

▶ 환경 만들기
[ ] 냉장고·주위 나쁜 음식 (설·밀·술·튀·초·나·담) 정리
[ ] 건강한 자연식품 (채소, 단백질, 좋은 지방, 복합탄수화물)
   미리 구비
[ ] 간식 대신 먹을 수 있는 허용 음식 준비
   (견과류, 무가당 그릭요거트 등)
[ ] 헬스장 등록 또는 집·야외 운동 공간 확보

BTS 다이어트 1주차

목표 : 16:8 주 3회 + 나쁜 음식 금지 + 운동 3회 이상
　　　+ 잠 잘 자기

항목	1일	2일	3일	4일	5일	6일	7일
16:8 단식 (주 3회)							
나쁜 음식 금지							
운동 주 3회 이상							
숙면 7~8시간							

아래 사항을 모두 완료 했는지 체크

[ ] 16:8 간헐적 단식 주 3회 실행 (아침 or 저녁 건너뛰기)
[ ] 0주차 보다 근손실 0.5kg 이상 아님 (인바디 확인)

■ 위 2개 항목이 모두 완료 시 2주차 진행, 아닐 시 1주차 한 번 더 진행

BTS 다이어트 2주차

목표 : 기존 + 16:8 주 7회 + 근력 운동 1회 이상

항목	1일	2일	3일	4일	5일	6일	7일
16:8 단식 (주 7회)							
나쁜 음식 금지							
운동 주 3회 이상							
숙면 7~8시간							

아래 사항을 모두 완료 했는지 체크

[ ] 16:8 간헐적 단식 주 7회 실행 (아침 or 저녁 건너뛰기)
[ ] 0주차 보다 근손실 0.5kg 이상 아님 (인바디 확인)

■ 위 2개 항목이 모두 완료 시 3주차 진행, 아닐 시 2주차 한 번 더 진행

BTS 다이어트 3주차

목표 : 기존 + 23:1 주 1회

항목	1일	2일	3일	4일	5일	6일	7일
16:8(6회) 23:1(1회)							
나쁜 음식 금지							
운동 주 3회 이상							
숙면 7~8시간							

아래 사항을 모두 완료 했는지 체크

[ ] 16:8 6회 / 23:1 1회 실행
[ ] 0주차 보다 근손실 0.5kg 이상 아님 (인바디 확인)

■ 위 2개 항목이 모두 완료 시 3주차 진행, 아닐 시 3주차 한 번 더 진행

BTS 다이어트 4주차

목표 : 기존 + 23:1 2회

항목	1일	2일	3일	4일	5일	6일	7일
16:8(5회) 23:1(2회)							
나쁜 음식 금지							
운동 주 3회 이상							
숙면 7~8시간							

아래 사항을 모두 완료 했는지 체크

[ ] 16:8 5회 / 23:1 2회 실행
[ ] 0주차 보다 근손실 0.5kg 이상 아님 (인바디 확인)

■ 위 2개 항목이 모두 완료 시 유지기로 넘어감, 아닐 시 4주차 한 번 더 진행

다이어트가 세상에서 제일 쉬웠어요

이창현 지음

다이어트는 의지가 약해서 실패하는 게 아니라
원리와 나쁜 습관을 버리지 못해 실패한다.
본질을 고치면 요요가 없고 살이 빠지고 건강해지고
쉽게 다이어트를 할 수 있다.

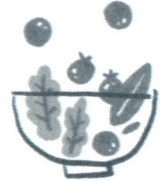

다이어트가 세상에서 제일 쉬웠어요

초판 1쇄 인쇄 | 2025년 12월 8일

지은이　이창현
디자인　한수민
마케팅　정호윤, 김민지
펴낸곳　모티브
ISBN　　979-11-94600-79-4(03510)
이메일　motive@billionairecorp.com

• 파본은 구입하신 서점에서 교환해 드립니다.
• 이 책은 저작권법에 의해 보호를 받는 저작물이기에 무단 전재와 복제를 금합니다.

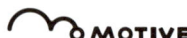